AF372668

PUBLICATIONS DU JOURNAL DES SCIENCES MÉDICALES DE LILLE.

OBSERVATIONS

DE

MALADIES DU SYSTÈME NERVEUX

Par le Dr J.-B. BOUCHAUD.

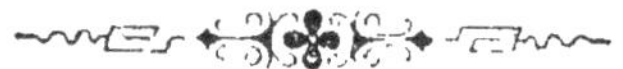

PARIS,

LIBRAIRIE J.-B. BAILLIÈRE ET FILS

19, RUE HAUTEFEUILLE, 19

(près du boulevard Saint-Germain)

1883.

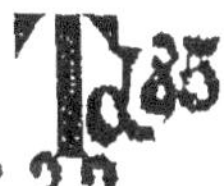

PUBLICATIONS DU JOURNAL DES SCIENCES MÉDICALES DE LILLE.

OBSERVATIONS

DE

MALADIES DU SYSTÈME NERVEUX

Par le Dr J.-B. BOUCHAUD.

PARIS,

LIBRAIRIE J.-B. BAILLIÈRE ET FILS

19, RUE HAUTEFEUILLE, 19

(près du boulevard Saint-Germain)

1883.

OBSERVATIONS

DE

MALADIES DU SYSTÈME NERVEUX.

I.

Nous avons eu l'occasion d'observer en même temps, à notre clinique, plusieurs faits qui nous ont paru avoir assez d'importance pour mériter d'être publiés. Comme ils ne sont reliés les uns aux autres que par des rapports assez éloignés, nous les publierons dans l'ordre où ils se sont présentés.

Le premier d'entre eux concerne un cas de chorée limitée aux membres inférieurs. Ne connaissant pas d'observations où les mouvements anormaux aient été aussi nets et aussi exactement localisés, et sachant que la chorée partielle, si on excepte l'hémichorée, est fort rare et peu connue, nous considérons ce fait exceptionnel comme étant de nature à intéresser et comme susceptible peut-être de fournir quelques données sur le siège anatomique du processus qui donne naissance à la chorée ordinaire. Voici le fait :

Zulma Tr., âgée de 15 ans, de taille médiocre, mais fortement constituée, a toutes les apparences d'une bonne santé.

Sa mère, qui vit encore, n'a jamais été malade. Le grand'père maternel est mort, à quatre-vingt-deux ans, d'une attaque d'apoplexie et la grand'mère maternelle, à soixante-quatre ans, d'un cancer du maxillaire supérieur.

Son père, qui a succombé aux atteintes d'une variole grave, s'adonnait à la boisson, il était presque constamment ivre. Il eut, neuf mois après son mariage, un rhumatisme polyarticulaire qui le retint au lit pendant six semaines environ. Un oncle paternel, qui était également un alcoolique, se trouvant dans la misère, mit fin à ses jours.

Elle est la troisième sur cinq enfants, elle a deux frères et deux sœurs qui se portent parfaitement bien.

Dès l'âge de sept ans, elle a été sujette à des crises nerveuses violentes. Ces crises étaient caractérisées par une sensation de boule, qui partant de l'épigastre remontait vers la gorge, par des étouffements et une grande agitation de tous les membres. Elle ne pouvait alors ni avaler les boissons qu'on lui présentait, ni parler bien que la connaissance ne fut pas entièrement suspendue, au moins dans la plupart des cas.

Ces crises eurent leur maximum de fréquence vers l'âge de huit ou neuf ans. Elles revenaient irrégulièrement, pendant un temps tous les huit ou quinze jours, et jusqu'à quatre ou cinq fois en une journée ; puis tous les deux ou trois mois ; enfin la dernière eut lieu environ un an avant l'apparition de la maladie actuelle.

Z.. a été réglée deux fois, au mois d'octobre 1882, depuis elle n'a rien vu.

Elle se présente à nous, le 1er avril 1882. Ses membres inférieurs sont depuis trois semaines le siège de mouvements incessants. Avant cette époque, pendant quinze ou vingt jours, elle a éprouvé des troubles nerveux variés. Ainsi, elle ressentait des douleurs vagues par tout le corps, la peau était hyperesthésiée, on ne pouvait la toucher sans la faire souffrir. Il existait un malaise général, de la fatigue et quelques troubles intellectuels, la mémoire était affaiblie ainsi que l'intelligence et le caractère était modifié. Tous ces troubles cessèrent quand apparurent les mouvements anormaux.

Le début de ces derniers a été rapide. En quelques heures, on put remarquer le développement d'une agitation désordonnée du tronc et du membre supérieur droit ; le bras gauche était légèrement atteint et les membres inférieurs paraissaient indemnes. Rien à la face. — Dès le lendemain ou le surlendemain, les membres inférieurs étaient le siège de mouvements choréiques intenses. L'agitation du tronc et des membres supérieurs se calma peu à peu et disparut en sept ou huit jours, celle des membres inférieurs persista.

Ainsi, depuis cette époque, les mouvements anormaux sont restés bornés aux membres inférieurs. On n'observe absolument rien aux membres supérieurs, ni à la face. On peut faire étendre les mains et constater qu'elles ne tremblent pas. La malade est même capable d'écrire son nom très correctement, elle s'arrête simplement par instants, quand les mouvements de la partie inférieure du tronc viennent troubler l'action de la main. On remarque en effet que par moments, le bassin éprouve certains mouvements de propulsion en haut et en avant.

Les jambes seules sont ainsi sans cesse agitées ; elles sont lancées en avant et en dehors, mais surtout en avant. Malgré l'irrégularité de ces mouvements, on remarque cependant une certaine uniformité, un certain rhythme. Telle est l'impression qui résulte du bruit que font les pieds, quand elle est assise et qu'elle frappe ou frotte le sol, et quand, étant debout, elle piétine sur place. Dans la station verticale, si elle reste en place, elle s'avance de un ou deux pas, puis elle recule d'autant. On constate ainsi un certain ordre dans les mouvements successifs de chaque pied.

Elle marche facilement et même avec rapidité, dans ce dernier cas les mouvements anormaux sont peu sensibles. Il lui est plus difficile de monter ou de descendre un escalier ; dans ces circonstances, craignant de la voir tomber, on est obligé de lui venir en aide.

Quand elle est assise, si on essaie d'étendre ou de fléchir les jambes, on éprouve de grandes difficultés ; les membres sont fermes, tout en étant agités, et ils résistent fortement.

La sensibilité générale ne semble ni augmentée, ni diminuée en aucun point.

Le sommeil est excellent ; la malade dort près de dix heures, depuis neuf heures du soir, jusqu'à sept heures du matin. Pendant ce temps, tout mouvement cesse, le repos est absolu.

La force des mains est conservée , le dynamomètre donne 40° pour le côté droit comme pour le côté gauche.

L'intelligence, qui d'ordinaire est assez vive, paraît être un peu lente et obtuse.

Le caractère surtout est modifié. La malade est très impressionnable, elle s'irrite et s'emporte pour un rien , elle se plaint d'avoir assez fréquemment des palpitations ; cependant les battements du cœur sont réguliers et à l'auscultation on n'entend aucun bruit anormal. Au cou , on constate l'existence d'un bruit continu très intense.

L'appétit est bon et les digestions se font régulièrement.

Traitement. — Bromure de potassium à la dose de 4 à 6 grammes par jour. Douches d'éther sur la colonne vertébrale.

Le 20 avril , même état. Les mouvements choréiques sont toujours très intenses ; ils restent limités aux membres inférieurs ; le bassin n'est plus le siège d'aucun spasme et les autres parties supérieures du corps sont entièrement calmes.

Les mouvements s'exagèrent surtout quand la malade éprouve u e émotion un peu vive.

Les douches d'éther n'ont été administrées que pendant quelques jours ; ne paraissant avoir aucune action, elles ont été abandonnées.

L'usage du bromure qui a été continué jusqu'à ce jour est suspendu. On le remplace par de la liqueur de Fowler, en commençant par 5 gouttes, et par des courants continus le long de la colonne vertébrale.

Le 6 mai, pas de changements bien notables ; cependant les mouvements paraissent être moins violents quand la malade est seule et à l'abri de toute impression.

Aucun trouble de la motilité dans les parties supérieures du corps. — Appétit excellent. — Sommeil régulier. — Quelques douleurs seulement assez mal limitées, au-dessus des hanches de chaque côté. Même traitement.

Le 20 juin, les mouvements des jambes sont beaucoup moins violents, mais ils sont aussi fréquents et aussi étendus et ils conservent leurs autres caractères, c'est dire qu'ils offrent une certaine régularité. Cependant, depuis quinze jours, ils disparaissent par instants ; ils cessent jusqu'à deux ou trois fois par jour et ils restent suspendus pendant cinq ou six minutes.

La malade se plaint depuis trois semaines des douleurs au côté gauche de la face et de la tête. La pression exagère peu la douleur et on ne trouve pas les points douloureux de la névralgie faciale.

Les règles sont revenues, il y a vingt jours ; elles ont été peu abondantes et ont duré moins de deux jours.

Traitement. — On augmente la dose de la liqueur de Fowler et on continue l'électrisation.

21 juillet.— La malade a été réglée de nouveau il y a trois semaines. Elle souffre au côté gauche du ventre ; une pression sur cette région, même un peu forte , est bien supportée et ne détermine ni spasmes, ni sensations anormales.

Elle paraît entièrement guérie ; il n'existe plus de mouvements anormaux et les autres fonctions sont parfaitement normales.

Les temps d'arrêt des mouvements choréiques que nous avons déjà signalés, ont continué à se manifester ; leur nombre et leur durée ont été en augmentant et le 19 juillet, les troubles de la motilité étaient presque nuls.

Hier matin, au réveil, il n'existait plus aucun trouble moteur et depuis ce moment, le calme le plus complet n'a point cessé.

Le traitement a été continué jusqu'au 19 juillet.

Le 10 octobre, les mouvements choréiques n'ont pas reparu, pas de crises nerveuses, le caractère seul reste irritable. La santé générale est excellente. Les bruits du cœur sont normaux : au cou souffle continu.

Les règles viennent tous les mois.

La description qui précède est évidemment celle d'une chorée partielle. Cette sorte de chorée, si on s'en rapporte aux auteurs qui ont écrit avant ces derniers temps, ne serait point rare. On a effectivement décrit des cas de chorées partielles limitées à une moitié du corps, à un membre, à la face, à quelques muscles, etc.; mais, on a pris alors à peu près constamment pour de la chorée divers troubles de la motilité : des tremblements, des tics, des spasmes, symptomatiques pour la plupart de lésions des centres nerveux.

Parmi les chorées partielles, seule l'hémichorée s'observe

assez souvent. Sur 223 cas, M. G. Sée a relevé 47 hémichorées. Pye-Smith a compté 33 hémichorées sur 150 cas. Son existence ne paraît donc pas douteuse, elle est admise par la généralité des auteurs.

Cependant d'après M. J.Simon (1), « dans des cas assez rares, la chorée est franchement hémiplégique, mais presque toujours, il existe du côté opposé de petits mouvements imperceptibles qu'une attention soutenue peut seule distinguer et reconnaître. » Ainsi, pour M. J. Simon, la vraie délimitation hémilatérale des mouvements choréiques serait exceptionnelle. Les mouvements hémichoréiques ne se rencontreraient ainsi que dans certaines affections choréiformes qu'on a dénommées hémichorées præ et post hémiplégiques, lesquelles forment une variété à part.

Quant à la chorée limitée aux membres inférieurs, elle est bien plus exceptionnelle encore. Les divers auteurs classiques actuels qui s'occupent des maladies du système nerveux n'en font point ou à peine mention, et on ne trouve dans la littérature médicale qu'un petit nombre de descriptions incomplètes de cette chorée partielle.

C'est ainsi que Grisolle se borne à dire (2) en parlant de la chorée, « Nous l'avons vue limitée une fois aux membres inférieurs, mais plus marquée au côté gauche. »

Le seul fait intéressant sous ce rapport est celui qu'a publié M. Landouzy (3). En voici le résumé : Des affections nerveuses avaient existé dans la famille, et le malade, qui était âgé de 37 ans, était un alcoolique. L'affection qui datait de sept ans ne paraît pas s'être terminée par la guérison. Les membres inférieurs étaient alternativement fléchis et étendus. Aux membres supérieurs, outre un tremblement attribué à l'alcool, on constatait de légères oscillations intermittentes des deux

---

(1) *Dict. de Méd. et Chir. prat.*, art. Chorée, t. VII, p. 538.
(2) *Pathol. int.*, t. II, p. 646.
(3) *Rev. des Sc. méd.*, III, p. 626.

pouces et quelques mouvements dans les doigts qui s'exagéraient sous l'influence d'une émotion. La face était aussi animée de quelques brusques contractions de la commissure labiale gauche.

Dans cette observation, la localisation des mouvements choréiques aux membres inférieurs n'était pas absolue et l'affection a présenté quelques caractères différents de ceux de la chorée commune, tels sont l'âge du sujet, la durée de la maladie, la forme des mouvements, etc.

Il en a été tout autrement chez notre malade. La localisation aux membres inférieurs était des plus nettes, puisque nous n'avons jamais observé le moindre mouvement choréique, soit aux membres supérieurs, soit à la face. L'affection a présenté en outre tout ce qui caractérise la chorée la plus légitime ; l'âge de la maladie, son sexe, la durée et la terminaison de la maladie, tout indique la nature de la maladie.

Les symptômes diffèrent ainsi totalement des certains troubles moteurs choréiformes localisés à certaines parties du corps et déterminés par une lésion nerveuse bien circonscrite.

Il est assez difficile de déterminer quelle est la cause qui a donné naissance à cette chorée partielle. On pourrait peut-être la rapporter à la diathèse rhumatismale ; si l'enfant ne présente aucun des signes de cette affection, nous savons que le père a eu une attaque intense et prolongée. Mais il ne serait peut-être pas illogique de la faire dépendre d'un état névropathique. Les crises nerveuses dont il a été parlé, antérieures au développement de la chorée, pourraient être rapportées à un état hystérique, bien que la malade n'offre pas actuellement les caractères essentiels de cette affection.

Par suite de la délimitation des mouvements anormaux aux membres inférieurs, cette observation ne nous semble pas propre à étayer certaines théories concernant la pathogénie de la chorée et en particulier la théorie anglaise assez généralement admise en France.

On sait que les théories émises au sujet du processus étiologique de la chorée sont fort nombreuses et que la difficulté de trouver une explication satisfaisante a fait naître des discussions qui sont loin d'être près de finir.

Parmi ces théories, il en est qui ne paraissent pas jouir d'une grande faveur. Telles sont l'hypothèse psychologique de Sturges, qui assigne à la chorée une origine intellectuelle et morale; l'hypothèse de Hayden, qui l'attribue à l'instabilité des cellules de la substance grise; la théorie optique de Stevens; celle de Broadbent, d'après laquelle la chorée serait due à un véritable délire sensitivo-moteur des ganglions cérébraux, consécutif lui-même à un simple affaiblissement de leurs éléments nerveux.

La théorie dyscrasique qui attribue la chorée à une altération des humeurs, en particulier à l'anémie, ne saurait être acceptée dans le plus grand nombre des cas. Notre malade, forte et vigoureuse, ne saurait en particulier faire partie de cette catégorie de choréiques.

La tendance actuelle des auteurs est de chercher à expliquer la chorée par des lésions des centres nerveux. Ce sont les altérations du cerveau qui ont le plus particulièrement attiré l'attention.

Todd, en s'appuyant sur la forme hémilatérale de certaines chorées, avait soutenu l'idée que la plupart des chorées devaient être attribuées à des causes cérébrales.

Kirkes voyant que la chorée est souvent liée à l'endocardite supposa que les produits inflammatoires des valvules, se mêlant au sang, déterminent des lésions encephaliques et Broadbent admit des lésions des corps opto-striés, dues à des embolies parties du cœur. — Fox a effectivement rencontré des embolies microscopiques dans les corps striés.

En réalité les lésions encéphaliques ne sont pas rares dans la chorée, et dans certains cas, on a pu en préciser le siège assez nettement, pour qu'on ait cru avoir le droit de le localiser dans les ganglions de la base; mais les cas dont il s'agit sont exceptionnels. Si les altérations trouvées à l'autopsie étaient

parfois très nettes, elles étaient aussi très souvent insigni-
fiantes ; de sorte qu'on est forcé de reconnaître qu'elles
varient extrêmement, quant au siège et quant à la forme.

On peut rencontrer en effet de la congestion du cerveau et
de ses enveloppes, une inflammation des méninges et même un
pachymeningite hémorrhagique, un ramollissement du cerveau
ou de la moëlle, une hydrocéphalie, une hémorrhagie dans le
canal central de la moëlle, une hyperplasie conjonctive des
centres nerveux, un processus diffus de nature irritative sur
tout le système nerveux, encéphale, moëlle et nerfs, etc..

En présence d'altérations si diverses, observées dans les cas
graves, on ne peut s'empêcher d'admettre que les lésions
anatomiques propres à la chorée sont encore inconnues et on
comprend que beaucoup d'auteurs continuent à placer la chorée
dans le cadre des névroses.

Ainsi il n'est pas prouvé que le siège anatomique de la
chorée soit dans le cerveau, et il est tout aussi peu probable
qu'on puisse le localiser dans les corps opto-striés. A ceux qui
soutiennent cette dernière opinion, on a fait les diverses objec-
tions suivantes qui sont très puissantes.

1º Les lésions emboliques des corps opto-striés ne guérissent
pas complètement ; la guérison est au contraire la terminaison
habituelle de la chorée. — 2º Il n'est pas prouvé que les mouvements choréiformes soient sous la dépendance exclusive des
corps opto-strié. — 3º Tous les choréiques ne sont pas dans
des conditions favorables à la production des embolies; l'endocardite manque souvent. — 4º Dans certains cas mortels enfin
il n'existe que des lésions inflammatoires sans embolies.

Si les lésions trouvées à l'autopsie des choréiques sont
insuffisantes à confirmer l'opinion de ceux qui placent dans
un point du cerveau la cause anatomique de la chorée, il convient de tenir compte de certains faits cliniques qui sont on
ne peut plus favorables à cette manière de voir. Ce sont ceux
où l'on observe l'hémichorée præ ou post hémiplégique et où
l'on trouve une lésion de la partie postérieure de la capsule

interne. Il ne s'agit point, il est vrai, d'une chorée véritable; mais comme les mouvements anormaux présentent les mêmes caractères, cette hémichorée est une preuve très favorable à ceux qui l'invoquent pour admettre que la chorée a son origine dans l'encéphale et en particulier dans les ganglions de la base.

Cette opinion est corroborée par les expériences de M. Raymond qui est parvenu à reproduire, dans de certaines limites, l'hémichorée pathologique en détruisant avec l'instrument de Veyssière la partie postérieure de la couche optique et de la capsule interne.

Ces faits cliniques et ces expériences ont assurément une grande valeur, mais il est d'autres expériences qui militent en faveur d'une opinion différente, celle qui attribue la chorée à une origine spinale.

Chez des chiens choréiques, Chauvéau coupe la moëlle et les mouvements choréiques persistent; cependant si la section porte sur la région dorsale, les mouvements convulsifs diminuent dans la queue et les membres postérieurs.

Legros et Onimus, sur des chiens également choréiques, en excitant les cordons postérieurs de la moëlle avec un scalpel, ont vu les mouvements choréiques s'exagérer. Ces mouvements disparaissaient par le refroidissement de la moëlle avec un courant d'air et apparaissaient par l'application d'eau chaude. L'excision des cordons postérieurs et des cornes postérieures les diminuaient; une excision plus profonde les faisait disparaître.

La chorée du chien n'est pas, il est vrai, absolument semblable à celle de l'homme. « La danse de Saint-Guy réelle, telle que la décrit Sydenham, telle que nous la décrivons aujourd'hui, dit M. Raymond, son existence chez les animaux est possible, mais elle n'est nullement démontrée. » Les expériences que nous venons d'indiquer n'en sont pas moins une preuve que la cause des mouvements spasmodiques peut siéger dans la moëlle, et la variété de chorée que nous avons observée vient à l'appui de l'opinion qui considère la chorée comme ayant une origine spinale. En effet, comme nous l'avons déjà dit, nous avons eu à traiter une véritable chorée ; l'âge de la malade, l'évolution, la durée de la maladie, tout le prouve, et cette chorée a été exactement limitée aux membres inférieurs pendant tout le temps que nous l'avons observée. Comme cette délimitation ne permet pas de supposer qu'elle ait été la conséquence d'une lésion circonscrite de l'encéphale, puisque les lésions de cet organe ne déterminent jamais une paraplégie aussi isolée, nous sommes bien forcé d'admettre que le point de départ de cette variété de chorée est dans l'axe médullaire.

Il est donc permis de conclure que, si théoriquement la plupart des chorées paraissent avoir leur siège anatomique dans une altération de l'encéphale, pour quelques-unes d'entre elles cette explication n'est plus aussi satisfaisante et l'existence d'une affection de la moëlle paraît beaucoup plus probable sinon certaine.

II.

Ataxie locomotrice. — Chute des ongles des pieds. — Hallucinations. —
Dédoublement des images visuelles à l'aide d'un verre prismatique.

De toutes les maladies de la moelle, l'ataxie locomotrice est
assurément une de celles qui sont le mieux connues. Duchenne
en a parfaitement décrit les symptômes, et les lésions ana-
tomo-pathologiques ont été très bien étudiées par l'école de la
Salpétrière. Les connaissances acquises, malgré leur importance, sont cependant forcément incomplètes, et l'on doit s'at-
tendre à voir se produire des faits nouveaux d'une plus ou
moins grande valeur. C'est ainsi qu'on a décrit depuis peu la
chûte des ongles des orteils, et que les hallucinations paraissent
n'avoir pas encore été observées. A ce double point de vue, le
fait suivant, où nous avons constaté l'existence de ces deux
ordres de phénomènes, nous semble devoir offrir un certain
intérêt.

OBSERVATION II. — Alphonse F..., 45 ans, peigneur de lin, se
présente au Dispensaire le 4 juillet 1882, pour une affection dont il
est atteint depuis plusieurs années.

Il nous donne les renseignements suivants :

Son père est mort phtisique et sa mère paraît avoir succombé à des hémoptysies abondantes.

Il a eu quatre sœurs qui sont mortes entre douze et vingt-deux ans, de maladies dont il ne peut nous dire le nom, et un frère qui a succombé à une hémorrhagie nasale.

Pas de renseignements sur les autres parents.

Il a toujours joui d'une bonne santé et n'a eu d'autre maladie que la variole qui n'a laissé ancune trace. Il n'a eu ni blennorrhagie, ni accidents syphilitiques, mais il a commis des excès vénériens. Pas d'abus alcooliques.

Il a fait les campagnes d'Italie et de France, et, pendant l'hiver 1870-1871, il a dû souvent coucher sur la terre nue.

Le début de sa maladie remonte à la fin de l'année 1878. Avant cette époque, il n'a éprouvé d'autres troubles nerveux qu'un sifflement des oreilles qui date de plus de dix ans. Il entend continuellement comme un jet de vapeur, et il croit que cette sensation anormale est la conséquence du bruit des armes à feu auquel il a été exposé pendant la dernière guerre.

La maladie aurait commencé par des troubles de la motilité sans douleurs préalables bien marquées. La marche devint graduellement difficile, défectueuse, et il ne tarda pas à ne pouvoir marcher qu'en ayant les yeux fixés sur le sol et ses membres inférieurs. Dès lors il n'aurait pu dire s'il avait une chaussure à ses pieds, ni s'il reposait sur un terrain solide. C'est seulement en regardant qu'il arrivait à se convaincre que ses pieds le supportaient. Il n'avait pas de sensations anormales, comme celle de marcher sur du duvet, mais il ne sentait plus comme à l'ordinaire.

Des troubles de la même nature se manifestèrent en même temps aux membres supérieurs. Les mouvements manquaient de précision. Quand il mangeait, s'il causait, s'il avait en un mot une distraction quelconque, sa cuiller se renversait et arrivait vide à la bouche, et souvent il la portait soit à l'œil, soit à la joue, soit au front. Alors même qu'il prenait de grandes précautions, il était toujours malpropre. S'il désirait boire, pour éviter de renverser le verre qui contenait la boisson, il était obligé de ne le point quitter des yeux et de le vider brusquement dans la bouche, après avoir penché la tête en avant.

Comme cet acte entraînait des mouvements désordonnés, ses camarades lui venaient souvent en aide, en lui portant le verre jusqu'aux lèvres.

A la même époque se développa un appétit vorace ; il mangeait au point d'en être honteux, et souvent il était obligé de se lever la nuit pour satisfaire sa faim. Malgré une alimentation abondante, en rapport avec cet appétit exagéré, il maigrissait et s'affaiblissait. Il éprouvait dans la bouche un très mauvais goût, qui disparut au bout de quelque temps pour reparaître plus tard.

A part cet appétit vorace et cette sensation anormale dans la bouche, le malade paraît n'avoir éprouvé que peu de douleurs et surtout point de douleurs fulgurantes ou terebrantes.

Ce fut au mois de mars 1879 qu'apparurent pour la première fois des picotements et des fourmillements dans les pieds et les orteils. Ils furent suivis bientôt dans les pieds et les jambes de crampes qui ne se montraient que la nuit, une fois ou deux, et jamais le jour. Les articulations des orteils et des pieds devenaient raides et douloureuses.

Quatre à cinq mois plus tard, il remarqua avec surprise, en se déchaussant, que les ongles de ses orteils se décollaient. Ceux des gros orteils tombèrent les premiers, les autres tombèrent ensuite, sauf celui du petit orteil gauche. Leur chute s'opéra en l'espace de trois mois, mais ils ne tardèrent pas à se reproduire.

Les crampes et les douleurs envahirent les membres inférieurs, et, six mois après le début des fourmillements dans les orteils, apparut à la cuisse gauche une tumeur de la grosseur du poing, fort douloureuse, qui persista pendant six semaines.

La marche devint alors plus pénible, plus difficile, et rendit nécessaire l'appui d'un bâton.

En même temps, plusieurs articulations des membres inférieurs devinrent malades. Au genou gauche surtout apparut un gonflement qui dura deux mois. Il n'y eut pas de douleurs et la marche ne fut pas sensiblement gênée ; cependant quelques craquements se firent sentir.

Peu après apparurent des douleurs lombaires intenses et persistantes, avec exacerbations. Pendant les crises, les bourses se contractaient et se réduisaient à un très petit volume. Cette retraction très-pénible et très douloureuse durait deux ou trois heures.

Les désirs vénériens ne tardèrent pas à perdre graduellement de leur intensité et à disparaître.

La miction devint plus fréquente, difficile et douloureuse, parfois elle n'était possible que dans la position assise. La défécation subit des troubles analogues; elle s'accompagnait de souffrances, elle était irrégulière et souvent impérieuse. Parfois les matières s'échappaient involontairement, quelquefois la nuit, mais plus souvent le jour.

Vers la fin de 1879, des phénomènes nouveaux vinrent troubler le sommeil. Les membres du côté gauche devinrent le siège de mouvements spontanés très étendus : la main, entraînée par ces mouvements involontaires, venait brusquement frapper la figure du malade, et le réveillait. Celui-ci se demandait alors qui pouvait l'avoir frappé, et ce n'est qu'après un instant de réflexion qu'il parvenait à se rendre compte de ce qui venait de se passer. Les spasmes de la jambe étaient moins violents. Le jour on n'observait rien de pareil.

Des rêves fantastiques se firent aussi remarquer. Le malade voyait des ennemis, des assassins ou des figures d'animaux grimaçantes et mobiles. Si le sommeil venait à cesser, il continuait à voir les mêmes figures, bien qu'il eût repris ses sens. Ces hallucinations duraient quinze à vingt minutes, mais il parvenait avant leur disparition à se convaincre de la fausseté de ces sensations imaginaires. Plusieurs fois sa femme s'aperçut qu'il riait en dormant, et une fois il se réveilla en riant et continua à rire malgré lui. Pendant ce temps il entendait comme un jet de vapeur très intense.

Enfin plus tard se manifestèrent des sensations d'un autre genre. Il se sentait parfois comme tiré par les membres du côté gauche, et, au moment où il se croyait sur le point de tomber à terre, il se réveillait. Le rêve continuait le plus souvent malgré le réveil, et il était obligé, pour s'assurer qu'il était au lit, de toucher les objets environnants, le mur surtout. Une fois rassuré, après avoir constaté qu'il était resté en place, il s'endormait de nouveau et bientôt les mêmes phénomènes se reproduisaient. Des sueurs nocturnes très-abondantes qui se montraient particulièrement à la tête et aux épaules apparaissaient habituellement dans ces circonstances.

Les hallucinations de la vue n'existaient pas en même temps que les sensations d'entraînement.

Tous les phénomènes que nous venons d'indiquer avaient été observés avant la fin de 1879, et ils n'ont cessé de se manifester depuis cette époque.

Au commencement de 1880 survinrent des douleurs dans les épaules et en même temps des crampes dans les membres supérieurs. Il se forma, en outre, une tumeur au dos de chacun des deux poignets ; elles persistèrent cinq ou six mois.

Quinze à dix-huit mois après le début de son affection, le malade crut pouvoir reprendre sa profession de peigneur de lin. Il fut, en effet, capable de faire un peu d'ouvrage, mais il gagnait peu et devenant graduellement de plus en plus inhabile, il finit par cesser tout travail au bout de deux ans. C'est ainsi que depuis plus de six mois il ne peut plus faire quoi que ce soit.

Au commencement de 1881, il fut atteint d'une chute de la paupière supérieure de l'œil droit. Elle dura deux mois. Quand il relevait la paupière, il voyait double. Neuf mois plus tard cette même chute de la paupière reparut et avec elle la diplopie. La durée de cet état fut de trois mois environ.

A l'époque de la dernière apparition de ces troubles oculaires, il éprouva une sensation de tiraillement avec déviation en dehors de l'aile gauche du nez et de la commissure gauche de la bouche. Ces troubles durèrent deux mois. Pendant ce temps, les narines, la gauche spécialement, étaient le siége d'un écoulement incessant et le goût était altéré. Une saveur d'une grande fétidité se faisait sentir dans la bouche.

Depuis quelque temps, il a des espèces de crises qui se sont reproduites une quinzaine de fois ; elles durent vingt à vingt-cinq minutes. Il voit alors des flammes, des globes de feu, il se sent faible et abattu, et il est obligé de s'asseoir.

La marche dans ces derniers temps est devenue plus difficile : il ne peut plus marcher sans regarder le sol et sans avoir un appui. En passant près d'une voiture ou d'une personne en mouvement, il se sent pris d'une tendance à tomber en arrière.

Etat actuel. — Le malade paraît doué d'une bonne constitution.

L'état général est satisfaisant, cependant il dit avoir beaucoup maigri, malgré un appétit normal et même exagéré au début. Il pesait 70 kilog. avant de tomber malade et actuellement il ne pèse guère que 60 kilog.

La sensibilité spéciale ne paraît pas altérée. Il ne voit plus double, il distingue les couleurs, et l'acuité de la vue semble normale. La pupille gauche est plus étroite que celle du côté droit ; toutes deux se contractent fortement sous l'influence de la lumière et peu quand il s'agit de l'accommodation. Le goût, l'odorat, l'ouïe, paraissent intacts ; il conserve seulement le sifflement d'oreilles qui date de 1870.

La sensibilité générale présente quelques troubles ; elle est surtout altérée aux extrémités des membres. Le contact des corps, leur température, le froid en particulier, sont encore assez nettement perçus ; mais le chatouillement a disparu presque complètement à la plante des pieds : la douleur déterminée par une piqûre d'épingle y est très affaiblie. L'anesthésie est plus prononcée en certains points, en arrière du talon et du tendon d'Achille gauche, par exemple. En ces points on note un retard très considérable dans la perception douloureuse ; elle n'apparaît que plusieurs secondes après celle du contact.

Le sens de la position des membres semble assez bien conservé ; si, les yeux fermés, on déplace les organes, le malade sait quelle est la position qu'on leur donne, et cependant les troubles de la motilité sont notables. Quand on lui ferme les yeux, il devient incapable de marcher et même de se tenir debout ; et si on lui ordonne de porter le bout de l'index à la pointe du nez, il le porte au front ou en un autre point de la face. Les yeux étant ouverts, il marche, mais très difficilement et irrégulièrement, il n'est pas maître des mouvements de ses jambes qui sont lancées dans différentes directions.

Les réflexes rotuliens n'existent plus, pas de trépidations épileptoïdes.

On observe aux deux membres du côté gauche, surtout à la main, quelques légers mouvements spasmodiques. Par moments, surtout la nuit, ces mouvements prennent, comme nous l'avons dit, une grande extension, et le malade est souvent réveillé par des coups violents qu'il se porte à la figure avec la main gauche.

Quelquefois pendant le jour, la jambe gauche se contracte aussi involontairement et énergiquement, et alors, s'il marche, il trébuche et se sent près de tomber.

Il accuse quelques douleurs sur le trajet du membre inférieur gauche. Assez fréquemment aussi, il éprouve encore la sensation spéciale limitée au côté gauche, qui se manifeste la nuit pendant le sommeil. Il se sent entraîné du côté gauche, toute la moitié du corps de ce côté, est comme attirée ; si bien que s'il se réveille la même sensation persiste et que, pénétré de l'idée qu'il va tomber, il est obligé de s'assurer par le toucher que rien n'a changé de place. Une fois convaincu que rien ne le menace, ses craintes s'apaisent, et il s'endort de nouveau. Pour diminuer ses frayeurs ,il a placé son lit de manière que le côté gauche touche le mur. Il est ainsi assuré de ne point tomber.

Il a également des hallucinations de la vue. Elles prennent naissance comme on sait pendant le sommeil. Plusieurs fois par semaine, il croit voir en rêve des figures d'hommes ou d'animaux faisant toutes espèces de grimaces. Si sur ces entrefaits il se réveille, il continue à voir les mêmes figures. Cette vision d'objets fantastiques persiste même lorsqu'il met ses mains devant les yeux ou qu'il ferme les paupières. Quand il détourne son regard, il voit encore ces mêmes objets qui suivent les mouvements des yeux. Cet état dure quinze à vingt minutes.

Les mêmes phénomènes se reproduisent aussi quand il s'assoupit pendant le jour ; les hallucinations se reproduisent au moment du réveil.

L'intelligence est restée saine ; le malade se rend parfaitement compte de tout ce qu'il éprouve ; il accuse seulement une légère diminution de la mémoire qui était autrefois excellente.

L'auscultation ne révèle rien d'anormal du côté du cœur ou des poumons. Cependant la respiration est parfois gênée. Par moments, surtout le matin, surviennent des crises qui durent deux ou trois heures ; elles sont caractérisées par de la dyspnée, une sensation de constriction thoracique et des douleurs assez vives au niveau des seins.

L'appétit est ordinaire, les digestions sont bonnes, plusieurs selles par jour. La défécation est quelquefois involontaire. Le malade sentant le besoin d'uriner essaie de se retenir, il ne peut y parvenir et il fait dans sa culotte, ou même dans son lit, ce qui est plus rare.

Les besoins d'uriner ne sont presque jamais suivis de miction involontaire.

Les désirs vénériens n'existent plus, les érections sont rares et incomplètes.

En présence d'hallucinations de la vue bien caractérisées, il nous paraît important de voir s'il est possible de dédoubler les images. Comme ces hallucinations ne se manifestent qu'au moment du réveil, il nous est impossible de faire nous-même l'expérience. Alors prenant un verre d'oculiste, prismatique, à angle considérable, nous apprenons au malade la manière d'en faire usage. Après l'avoir placé plusieurs fois et de différentes manières devant l'un des yeux de manière à obtenir le dédoublement des objets qu'il regarde, nous le lui confions afin qu'il puisse faire l'expérience chez lui.

Le 5 août.— Le malade s'est servi du verre prismatique. Il nous dit qu'il a eu des hallucinations ce matin à son réveil, il voyait sept ou huit figures d'hommes dont l'une avait un nez très volumineux et que ayant disposé le verre comme nous le lui avions indiqué, il a parfaitement distingué le dédoublement des figures, mais que ayant voulu chercher à reconnaître un corps blanc placé à côté du groupe des figures, tous les objets imaginaires ont disparu en un instant.

Le 8 août. — Il a beaucoup rêvé depuis le 5 ; mais quand il se réveillait il cessait de voir les figures, elles disparaissaient au réveil. Il n'a pu renouveler qu'une fois l'expérience faite avec le verre prismatique.

Ce matin vers deux heures, il voyait en rêve des têtes de poissons, de chats, et il s'est réveillé et a continué à les voir. Ayant allumé la bougie et pris le verre prismatique, il a vu les objets doubles, mais un instant seulement, le tout a disparu très rapidement.

12 août.—Douleurs vives dans le dos et en ceinture. Il lui est arrivé une fois de rêver qu'on l'assassinait et de s'éveiller en poussant des cris de détresse, ce qui a causé une grande frayeur à tous les voisins ; après avoir recouvré sa connaissance, il n'a plus rien vu et il n'a pu ainsi arriver à appliquer le verre prismatique.

Octobre. — Les troubles de la motilité persistent.

Douleurs vives, avec exacerbations, sous forme d'accès, le long du membre inférieur gauche et quelquefois en ceinture autour du tronc.

Plaques d'anesthésie et d'analgésie aux extrémités inférieures, surtout au niveau du talon gauche, et retard considérable des impressions douloureuses. On peut électriser fortement avec les courants induits les mains et les pieds et la sensation produite reste très supportable.

Depuis longtemps n'existe plus la sensation qui donnait au malade pendant le sommeil et au réveil, l'idée qu'il était entraîné par le côté gauche et qu'il allait tomber à terre.

Les rêves sont rares et les hallucinations de la vue ont cessé. Une fois seulement il crut en se réveillant qu'il était sur un pont, et qu'après être tombé dans l'eau, il nageait pour se tirer du danger.

Le matin, au moment où il se lève, il a souvent, dit-il, le cœur malade, et il vomit de l'eau sans mélange de sang ou d'aliments.

Quelquefois encore les selles sont involontaires, tandis que la miction reste sous la dépendance de la volonté.

Très souvent, quand il veut frapper sur un objet avec un marteau tenu de la main gauche (il se sert habituellement de cette main), par un mouvement spasmodique involontaire il porte l'instrument dans un autre sens et se donne un coup à la tête ou frappe dans le vide.

Nous trouvons dans cette observation deux ordres de phénomènes qui méritent d'appeler spécialement notre attention. Ce sont la chute des ongles des orteils et les hallucinations.

La chute des ongles des orteils est un fait connu depuis peu et déjà on a rapporté plusieurs faits semblables, ce qui porte à croire qu'elle est beaucoup moins rare qu'on ne serait tenté de le supposer.

C'est M. Joffroy qui a le premier signalé cette chute unguéale dans l'ataxie locomotrice. Voici le résumé de son observation :

Malade âgé de 38 ans, atteint d'ataxie depuis cinq ans. — L'ongle du gros orteil du côté gauche est complètement noir, comme s'il existait une ecchymose subunguéale ; il tombe le troisième jour. La semaine suivante le même fait se produit à droite. L'ongle du gros orteil tombe spontanément sans aucun phénomène douloureux. Des deux côtés l'ongle se reproduit assez rapidement (1).

M. Pitres a publié deux faits semblables. Il est question de

_____

(1) Joffroy. *Arch. de Physiol.*, anv. 1882. p. 174.

malades âgés, l'un de 41 ans, l'autre de 44 ans, chez lesquels les ongles des orteils sont tombés à plusieurs reprises. Il ajoute à la fin de ses observations : « En résumé, chez les deux malades· dont je viens de rapporter très brièvement l'histoire, il est survenu dans le cours de l'ataxie locomotrice progressive une altération spontanée des ongles des gros orteils qui, à plusieurs reprises, a amené leur chute. Cette chute des ongles a été précédée, pendant quelques semaines, d'une douleur sourde, d'une sensation de crispation, siégeant dans l'orteil correspondant. Elle n'a été accompagnée ni d'ulcérations ni de suppuration apparentes de la matrice unguéale. Les ongles tombés ont été rapidement remplacés par des ongles de nouvelle formation normalement conformés. (1) »

M. Roques a publié une nouvelle observation (2). Il s'agissait d'un cas d'ataxie fruste, caractérisée par de l'anesthésie plantaire, avec abolition des reflexes tendineux, chez un syphilitique. A un moment donné sensation de froid et d'onglée à chacun des gros orteils ; bientôt ecchymose sous-unguéale ·s'étendant au pourtour de l'ongle : puis chute spontanée de l'ongle de chaque côté.

Comme dans les observations que nous venons de citer, la chute des ongles de notre malade s'est opérée à la suite de douleurs vives, sans suppuration ni ulcérations, et la reproduction a été rapide et intégrale : mais contrairement à ce qui a été constaté, nous n'avons pas observé d'ecchymoses sous-unguéales ; en outre, ce ne sont pas seulement les gros orteils, mais tous les doigts des pieds, sauf le petit, à gauche, qui ont perdu leurs ongles.

Les hallucinations dans l'ataxie-locomotrice progressive sont plus rares encore que la chute des ongles des pieds. On ne trouve en effet dans aucun des livres classiques rien qui

---

(1) Pitre. *Progrès méd.*, N° 8, 1882.
(2) *Gaz. hebd.*, N° 20, 1882.

se rapporte à ce sujet. Duchenne (de Boulogne) (1), Trousseau (2), et les auteurs plus récents, Charcot (3), Vulpian (4), pour ne citer que ceux qui jouissent de la plus grande autorité, n'en font point mention dans leurs ouvrages.

Les troubles sensoriels que nous avons constatés sont cependant de véritables hallucinations. Ce n'est point contestable pour les troubles visuels, mais nous croyons qu'il en est ainsi également de la saveur fétide ressentie par notre malade, et de la sensation qui le portait à croire qu'il était entraîné hors du lit. Dans tous ces cas, il y avait, comme le veut Esquirol : « Conviction intime d'une sensation actuellement perçue alors que nul objet extérieur, propre à exciter cette sensation, n'est à portée des sens. »

Ces sensations se manifestant sans qu'il y eut la moindre excitation périphérique des nerfs, il paraît logique de les rapporter à un ébranlement des centres cérébraux, où se perçoivent les impressions. Elles indiqueraient ainsi un trouble fonctionnel de l'encéphale, ce qui est rare dans l'ataxie locomotrice, où l'intelligence reste ordinairement intacte jusqu'au dernier moment.

Parmi les causes des hallucinations, l'intoxication alcoolique est une des plus fréquentes et celle qui leur imprime avec le plus de netteté la plupart des caractères que nous avons indiqués.

Dans l'alcoolisme, en effet, la vue est spécialement affectée, et c'est au commencement ou à la fin du sommeil que les hallucinations se montrent de préférence (hallucinations hypnagogiques) ; on voit des assassins et des scènes effrayantes, ou des figures d'animaux qui sont mobiles et changeantes. On serait donc tenté de croire que notre malade était un alcooli-

---

(1) *De l'électrisation localisée*, 3e édition, 1872.
(2) *Clinique médicale*, t. II.
(3) *Leçons sur les maladies du système nerveux*, t. II, 1877.
(4) *Leçons sur les maladies du système nerveux*, 1879.

que; il n'en est rien, et, malgré les analogies, nous ne pouvons·
admettre cette étiologie.

Notre malade affirme n'avoir jamais commis d'excès alcooliques, et ses hallucinations, qui persistent depuis plusieurs
années, ne s'accompagnent d'ailleurs d'aucun autre signe
d'alcoolisme : pas de tremblement des mains, pas d'insomnie,
pas de troubles intellectuels, pas de changement de caractère,
rien de mélancolique, etc.

On ne saurait davantage mettre en cause une des formes
de l'aliénation mentale, car la véritable folie est rare dans
l'ataxie locomotrice. M. Gruet, qui a fait de cette question le
sujet de sa thèse (1), n'a pu réunir que sept cas, et contrairement à ce que nous avons observé, ce sont surtout les
troubles intellectuels qui sont en évidence. Pour M. Rougier (2), les sensations anormales de la vue, de l'ouïe, de
l'odorat, etc., qui ont été observées dans l'ataxie compliquée
d'aliénation, seraient des illusions et non des hallucinations.
Nous n'admettons pas qu'il en soit ainsi de ce que nous avons
observé chez notre malade.

Plus souvent l'ataxie se complique d'un état mélancolique,
hypocondriaque, ou d'apathie intellectuelle et d'affaiblissement de la mémoire, mais là encore il existe des troubles
intellectuels et non des hallucinations.

Enfin l'ataxie locomotrice survient parfois dans le cours de la
paralysie générale progressive ; elle peut même, ce qui est plus
rare, se développer avant le début de cette affection. On pourrait peut-être supposer que l'apparition de cette complication
cérébrale est imminente ; mais cette hypothèse devient inad-
missible, quand on considère que les hallucinations sont rares
dans la paralysie générale et que malgré leur ancienneté rien
n'indique que la periencéphalite diffuse soit en voie d'évolution;

---

(1) Thèse, 1882, et *Revue des Sc. médic.* 1883.

(2) Rougier. *Essai sur la lypémanie et le délire des persécutions chez les
tabétiques*, Baillière, 1881. — *Union médicale*, n° 21, 1883.

il n'existe. en effet, ni ·délire ambitieux. ni démence, ni embarras de la parole, etc.

Ainsi rien n'explique l'existence des hallucinations, si ce n'est l'ataxie elle-même. Cependant elles n'ont pas encore été observées dans celte maladie. Les citations suivantes, empruntées à M. Vulpian, prouvent que les sens sont parfois troublés, mais qu'ils le sont d'une tout autre manière.

Ainsi le sens de la vue est fréquemment atteint, mais on n'a constaté que des troubles pupillaires, du strabisme, de l'amblyopie, des phénomènes lumineux, de la dyschromatopsie, des lésions de l'accomodation.

Les troubles de l'ouïe sont assez rares, dit M. Vulpian, « ils ont été signalés par Duchenne et par divers autres observateurs entre autres par Pierret (1). Je les ai constatés dans divers cas. Ils consistaient en bourdonnements et autres bruits divers tourmentant les malades, tels que sifflements, bruissement, roulement, sons de cloches, coups de sifflets, bruit de mouche ; ou bien, s'il s'agit d'une surdité unilatérale ou bilatérale à divers degrés, pouvant même être complète. On a constaté exceptionnellement un état vertugineux analogue à celui qu'on observe dans l'ensemble symptomatique désigné sous le nom de maladies de menière. » (2)

Le bruit comparé à un jet de vapeur que nous avons signalé est analogue à ceux que nous venons de rapporter ; il indiquerait ainsi que l'ataxie chez notre malade a débuté dès l'année 1870 et qu'elle se révélait alors par ce simple signe.

« L'odoràt, dit le même auteur, est rarement modifié, ou du moins les modifications de ce sens, si elles existent, sont bien peu connues. Cependant on sait qu'il peut y avoir anosmie à divers degrés. On a observé aussi une excitation morbide avec perversion de l'odorat, d'où résultait la sensation habituelle de mauvaises odeurs (Pierret). »

---

(1) Thèse, 1876.

(2) Vuipian. *Maladies du système nerueux*, p. 329.

Pour nous la sensation de mauvaises odeurs dont il s'agit ici, serait l'analogue du goût fétide dont nous avons parlé, et, par conséquent, devrait être considéré comme une véritable hallucination.

Quant au goût, toujours d'après M. Vulpian, « il est peut-être atteint plus rarement encore. Cependant il peut être aboli. M. Topinard signale deux cas dans lesquels le goût était affaibli. Dans un de ces cas, il faisait défaut dans une des moitiés de la langue. Il était aboli d'un côté dans l'observation IV de la thèse de M. Pierret ; des deux côtés dans l'observation X. »

Le mauvais goût accusé par notre malade est donc un phénomène qui paraît n'avoir pas encore été signalé. Peut-être en même temps que cette perversion du goût existait-il un trouble analogue du côté de l'odorat, c'est ce que nous n'avons pu constater.

En somme, il résulte de ce qui précède que les hallucinations ne s'observent pas dans l'ataxie, et que celles qui nous ont été accusées par notre malade sont une véritable exception.

Les hallucinations de la vue nous ont permis de vérifier l'exactitude d'un fait assez étrange et encore peu connu. Nous voulons parler du dédoublement des images. C'est à Brewster qu'est due la première expérience faite à ce sujet.

Cet observateur s'aperçut qu'en détruisant le parallélisme des deux yeux pendant une hallucination de la vue, par une pression exercée sur le côté externe d'un des deux globes oculaires, l'halluciné, sur lequel il expérimentait, voyait double l'objet de son hallucination absolument comme on voit un objet réel quand on louche.

M. Prosper Despine ayant répété la même expérience est arrivé aux mêmes résultats. Il expose ainsi le fait :

« Il s'agissait d'un jeune homme auquel je donnais mes soins et qui, à la suite d'une frayeur, fut atteint d'une hystérie aiguë avec accès convulsifs tantôt conscients, tantôt inconscients, accès de somnambulisme, d'extases mystiques, etc.

Dans une de ses extases, il voyait, par une hallucination de la vue, la Vierge entourée d'anges. Pendant qu'il accusait cette vue, je pressais sur l'angle externe d'un des deux yeux, et il me dit qu'il voyait la Vierge double : là et là, indiquait-il avec le doigt dans l'espace. L'image double était ramenée à une image simple dès que je cessais de détruire le parallélisme des deux yeux. » (1)

M. Ball a observé un autre fait semblable. (2)

Chez les hystero-épileptiques, M. Féré, après avoir provoqué l'hypnotisme et des hallucinations de la vue, à obtenu le dédoublement des images en se servant du prisme.

Sur plusieurs malades, dit-il, « Nous avons observé ce qui suit. Pendant le sommeil hypnotique ou pendant la catalepsie, on leur inculque l'idée qu'il existe sur une table de couleur sombre un portrait de profil : à leur réveil, elles voient distinctement le même portrait. Si alors, sans prévenir, on place un prisme devant un des yeux, immédiatement le sujet s'étonne de voir deux profils, et toujours l'image fausse est placée conformément aux lois de la physique... Si on presse latéralement sur un globe oculaire, de façon à déranger l'axe optique, on provoque la même diplopie. » (3)

Le dédoublement des images chez notre malade ne nous paraît point douteux : il n'a pu se tromper puisqu'il avait appris de nous à se servir du verre prismatique et s'était même amusé avec sa famille à répéter l'expérience. Il n'a pas songé à nous induire en erreur puisqu'il raconte simplement, naïvement, ce qui lui est arrivé. Une fois seulement, dit-il, il a pu bien faire expérience, ayant eu tout le temps voulu pour réussir. La seconde fois, il n'a pu obtenir le dédoublement que pendant un instant, la vision s'étant rapidement évanouie, et les autres fois le rêve n'a pas persisté, mais a cessé dès le

---

(1) *Annales médico-psychologiques*, nov. 1881, p. 371.

(2) Ball. *Théorie des hallucinations*, in *Revue scient.*, 1880.

(3) *Arch. de Neurologie*, N° 9, 1882, p. 295.

réveil. Il est évident que si le malade eût voulu nous tromper, il se serait exprimé autrement et n'aurait pas ainsi fait connaî-tre ses nombreux insuccès.

On a cherché à expliquer à l'aide de ces phénomènes le mécanisme des hallucinations ; on sait qu'elles seraient, suivant les auteurs, psychiques, sensorielles ou psycho-sensorielles ; le dédoublement dont nous venons de parler indiquerait que les sens jouent dans la production des hallucinations un rôle important. Nous n'entrerons pas dans cette discussion qui nous entraînerait beaucoup trop loin.

Le mémoire de M. Rougier, cité plus haut, annoncé et ana-lysé dans l'*Union médicale* au moment où cet article était sous presse, contient plusieurs observations où l'ataxie loco-motrice était compliquée de lypémanie et d'hallucinations diverses. Ces faits diffèrent de celui que nous rapportons par l'existence de troubles intellectuels ; notre malade, sans être gai, n'est ni triste, ni mélancolique et n'a aucune espèce de délire.

III.

Sclérose en plaques (forme encéphalique). — Nystagmus vertical.

La symptomatologie de la sclérose en plaques est assez variable. Elle est en rapport avec le nombre et le siège des lésions, or ce qui caractérise la sclérose multiloculaire, c'est que les plaques de sclérose sont disséminées dans les centres nerveux et peuvent en occuper les différentes parties ; de là de nombreuses variétés cliniques. Comme, malgré cette diversité de formes, l'affection est très rarement limitée au cerveau ou à la moelle, comme d'autre part le tremblement qui lui est spécial. naît dans des circonstances assez peu connues et que le nystagmus, qui en est un des signes les plus constants, présente des caractères particuliers, il nous semble qu'à ce triple point de vue l'observation suivante, qui s'écarte du type commun, mérite une certaine attention.

Observation. — Joséphine E., âgée de 23 ans, dévideuse, se présente à notre consultation le 24 juillet 1882.

D'après les renseignements qu'elle nous fournit, son père s'enivre fréquemment et serait depuis longtemps adonné aux liqueurs alcooliques.

Sa mère, qui à l'époque de l'un de ses accouchements a eu un rhumatisme articulaire généralisé, dont la durée a été d'environ deux ans, a fait cinq fausses couches et a eu douze enfants, dont cinq vivent encore, trois garçons et deux filles, et jouissent d'une bonne santé. Parmi les sept qui sont morts, l'un d'eux a succombé à une fièvre typhoïde, un second à une maladie du cerveau et les autres à des maladies dont on ne peut dire les noms. Pas d'affection nerveuse chez les autres membres de la famille.

Elle avait toujours joui d'une excellente santé, quand il y a trois ans elle fit une chute en descendant un escalier pendant la nuit ; la lumière qu'elle portait à la main vint à s'éteindre, alors ne voyant plus clair, elle fit un faux pas, tomba et perdit connaissance pendant quelques instants.

A partir de ce moment, elle s'aperçut qu'elle ne pouvait plus se servir de ses mains comme autrefois, qu'elle écrivait mal, qu'elle était moins habile de ses doigts et qu'elle laissait tomber les objets qu'elle portait.

Aussi, trois semaines après sa chute, elle fut obligée de quitter la maison où elle se trouvait : il lui était arrivé, entre autres accidents fâcheux, de déterminer la chute de cent cinquante bouteilles qui se brisèrent entièrement.

Obligée de reprendre son premier métier de dévideuse, elle se montra incapable de remplir ses anciennes fonctions. Au lieu de gagner 33 francs par quinzaine comme autrefois, elle ne put obtenir d'abord que 15 francs, et bientôt elle finit par ne recevoir que 12 et 8 francs.

Ses règles, qui étaient apparues deux jours avant l'accident, furent supprimées et restèrent cinq mois sans reparaître.

État actuel.— Forte et bien constituée, elle a toutes les apparences d'une bonne santé. Couchée ou assise, ses membres reposant sur un point d'appui, elle reste immobile et on n'observe aucun phénomène anormal. Mais si elle tente de faire un mouvement, aussitôt on voit apparaître des tremblements considérables.

Ainsi quand elle est debout et qu'elle essaie de marcher, ses membres inférieurs s'agitent d'une manière désordonnée, les tremblements se cammuniquent aux membres supérieurs, à la tête, au tronc, la vue se trouble, et si elle n'était aidée elle tomberait infailliblement.

Le tremblement des jambes est surtout marqué pendant la marche ; il existe à peine au contraire quand , étant assise , elle lève les pieds ou les porte en avant.

Aux membres supérieurs le tremblement est encore plus accentué. Pour les mouvements peu étendus, il n'est pas très marqué ; ainsi elle écrit très lisiblement son nom, quoique les lettres soient un peu défor- mées et irrégulières, et elle peut coudre bien qu'il lui arrive souvent de se piquer les doigts.

Mais si elle tente de porter quelque chose à sa bouche, les troubles de la motilité sont extrêmes. Si c'est uu verre d'eau , elle le renverse presque entièrement ; si elle se sert d'une fourchette, elle se pique les lèvres ou la langue.

Si elle saisit un objet et le serre fortement, le tremblement est plus étendu que si elle cherche simplement à le maintenir dans une posi- tion fixe.

On ne peut lui donner à boire comme on le fait d'habitude, le trem- blement de la tête et surtout celui de la mâchoire inférieure deviennent trop violents. On est obligé de fixer la partie supérieure du bord du verre sur le dos du nez de manière à le rendre immobile. Quant à la déglutition , elle s'opère régulièrement.

La langue tremble violemment quand elle sort de la bouche et reste assez immobile quand la malade n'essaie pas de la faire mouvoir.

La parole est lente, hésitante, scandée ; les syllabes et les mots se suivent irrégulièrement.

Tout le corps paraît sujet au tremblement. Au lit, quand la malade veut se remuer et changer de place , elle se secoue vigoureusement et fait sauter les couvertures.

Elle se plaint de voir moins bien qu'autrefois. L'acuité de la vue a effectivement diminué de chaque côté, $V = 1/4$.

L'ophthalmoscope révèle l'existence d'une atrophie grise de la papille.

Les pupilles sont égales et modérément dilatées ; elles sont sensibles à la lumière.

Les mouvements des yeux ne paraissent point troublés ; cependant quand on engage la malade à regarder fortement en haut un objet placé au niveau du front ; aussitôt on remarque l'apparition de mouvements saccadés, rhythmiques, qui impriment à l'œil dans le sens vertical des déplacements brusques et peu étendus.

Ils sont assez rapides, on pourrait en compter 100 à 120 en une minute, et ils sont les mêmes pour les deux yeux. Ils continuent quand on fait regarder en haut et en dedans, en haut et en dehors ; mais ils cessent quand le regard se dirige en dedans, en dehors et en bas. Dans ces derniers cas on observe parfois certains troubles mo - teurs, mais ce ne sont pas des oscillations régulières, comme quand le regard est dirigé en haut, ce sont des mouvements qui semblent être la conséquence de ceux qui animent la tête.

Sauf l'amblyopie il n'y a pas de troubles sensoriels : la malade distingue les couleurs, et l'ouïe, le goût, l'odorat paraissent intacts. Du côté de la sensibilité générale pas d'anesthésie, mais simplement quelques douleurs à la région lombaire et, depuis quelques jours, dans le côté gauche de la région thoraco-abdominale, surtout au moment de la marche.

Elle croit n'avoir rien perdu de ses forces. Au dynamomètre on trouve 22 k. pour la main droite et 21 pour la main gauche. Elle supporte facilement un objet, pesant environ 65 kilog., placé sur ses épaules. Le réflexe rotulien est exagéré de chaque côté, mais on ne provoque la trépidation épileptoïde du pied ni à droite ni à gauche.

Elle n'a jamais eu de vertiges et jamais d'attaques apoplectiformes. Le sommeil est excellent ; pas de rêves, pas d'hallucinations. Elle paraît intelligente et semble être toujours de bonne humeur ; cependant elle affirme qu'elle est souvent fort triste et que parfois elle pleure sans motifs.

L'appétit est bon ; les digestions sont faciles et les selles régulières. Elle urine peu, rarement, et la miction est quelquefois assez pénible.

La menstruation est régulière.

Au cœur, léger souffle à la pointe et au premier temps ; quelques palpitations ; bruits anormaux dans les vaisseaux du cou.

La malade ne revient à notre consultation qu'un petit nombre de fois. Elle suit incomplètement le traitement prescrit et voyant que sa maladie ne se modifie que très lentement, elle ne tarde pas à entrer à l'hôpital Ste-Eugénie.

24 avril. — Admise depuis plusieurs mois à l'hôpital Ste-Eugénie, dans le service de notre distingué collègue M. Desplats, son état, grâce au traitement suivi, s'est amélioré d'une manière notable. C'est

ce que l'on constate dans la note suivante qui nous a été remise par M. Voituriez, externe du service :

La sensibilité spéciale est conservée. Si la malade voit difficilement, c'est à cause du nystagmus qui apparaît surtout quand elle fixe les objets. Ce nystagmus est toujours vertical et s'observe même quand la direction du regard est horizontale..

La sensibilité générale est intacte : tact, sensibilité à la douleur, à la température, au chatouillement, etc.

Pas de trépidation épileptoïde.

Au poignet, pas de réflexe tendineux ni à gauche ni à droite. Le réflexe rotulien est exagéré des deux côtés. Si on frappe un coup modéré sur le tendon, on provoque un mouvement d'extension qui se fait à gauche en deux temps, ou deux secousses, et à droite en trois secousses. Un coup plus vigoureux, sur le tendon rotulien du côté droit, détermine une série d'oscillations qui se propagent à gauche et persistent presque indéfiniment.

La force musculaire est assurément intacte; elle paraît supérieure à celle qu'on observe chez les femmes du même âge.

Quand la malade est debout, tout son corps s'agite et tremble, aussi marche-t-elle avec difficulté ; cependant elle peut le faire sans aide lorsque le sol est uni.

La parole est encore saccadée.

Les symptômes sont, en somme, les mêmes qu'à son entrée à l'hôpital, mais chacun d'eux s'est amendé et a perdu de son intensité; le tremblement surtout est beaucoup moins accentué. C'est ainsi qu'elle peut marcher sans appui et même manger seule, tandis qu'à son entrée on était obligé de lui porter les aliments et les boissons à la bouche.

Le traitement a consisté au début dans l'application de pointes de feu, et plus tard dans l'emploi de courants continus ascendants le long du rachis, de la région lombaire à la nuque.

Les principaux symptômes signalés dans cette observation, le tremblement, qui est caractéristique, l'embarras de la parole et le nystagmus, sont des signes qui ne permettent pas de douter de l'existence d'une sclérose en plaques.

Avant d'appeler l'attention sur ce que quelques-uns des

phénomènes observés ont présenté de particulier, faisons remarquer que la maladie s'est développée immédiatement après une chûte, avec perte de connaissance, et qu'il est naturel d'attribuer son développement à la commotion cérébrale alors ressentie.

Une pareille cause est rare ; elle a été cependant observée, ainsi, sur 28 cas réunis par M. Charcot, elle a été notée une fois. Chez notre malade, la chûte parait bien avoir eu l'effet que nous supposons, elle n'a pas été, comme on pourrait être tenté de le croire, la conséquence d'une attaque apoplecti-forme analogue à celles que l'on observe assez fréquemment dans le cours de cette maladie. La malade s'exprime très nettement à ce sujet, il n'y a pas eu étourdissement et chûte, mais faux pas, chûte et perte de connaissance. D'ailleurs depuis cette époque aucune attaque semblable n'a eu lieu, et rien n'indique que déjà à ce moment la maladie fut en voie de développement. On est d'autant plus autorisé à admettre cette influence et à nier la supposition d'une simple coïncidence que l'action des traumatismes sur l'apparition des affections cérébro-spinale est assez souvent citée.

La sclérose en plaques, caractérisée anatomiquement par des lésions multiples, est une affection qui frappe habituellement le cerveau et la moëlle, soit simultanément, soit successivement ; il est très rare qu'elle se localise dans l'un ou l'autre seulement de ces organes ; aussi de pareils cas sont-ils exceptionnels et peu connus.

Notre observation nous semble donc faire exception à la règle, puisque nous pensons que l'encéphale seul est lésé et que la moëlle est indemne.

La paralysie des membres inférieurs paraît être en effet un symptôme constant de la sclérose en plaques et c'est par lui que le mal débute en général. En parlant de la contracture des membres qui est une des manifestation de la maladie à une période avancée, M. Charcot ajoute : « Toujours dans l'évolution du processus morbide, elle est précédée de longue date par un état parétique….» Chez notre malade, la paralysie n'a été constatée, ni au début ni après l'évolution complète de son affection. Nous avons effectivement fait remarquer que, malgré le tremblement des membres, elle peut encore supporter sur ses épaules un poids énorme ; cette expérience est pour nous une preuve évidente que ni le tronc, ni les membres inférieurs, ne sont affaiblis.

Quant aux membres supérieurs, ils ont également conservé toute leur énergie comme le prouvent les résultats obtenus avec le dynamomètre.

Cette intégrité de la force musculaire des membres, jointe à l'absence de troubles de la sensibilité générale, est à notre avis un signe positif que l'axe médullaire n'a pas été touché.

C'est par le tremblement des membres supérieurs que le mal paraît avoir débuté ; le tremblement des membres inférieurs ne se serait montré que plus tard et ce tremblement n'indique pas nécessairement que la moëlle est lésée.

On pourrait peut-être préciser davantage et avancer que le mesocéphale est seul atteint, puisque nous n'avons observé que des troubles oculaires, de l'embarras de la parole et point de troubles intellectuels.

S'il en est ainsi, le cas actuel est susceptible de jeter un certain jour sur la question de savoir quel est le siège de la lésion qui provoque le tremblement spécial à la sclérose en plaques. Le tremblement caractéristique ayant été des plus prononcés, si la moëlle est intacte, on doit admettre que son siège anatomique est dans l'encephale, ou mieux dans le mesocephale et non dans la moëlle.

Sur cette question du siège anatomique du tremblement et sur la cause qui lui donne naissance, les auteurs ont émis des opinions qui sont en général peu précises ; ils sont pour la plupart indécis sur l'explication qu'il convient de lui donner.

MM. Jaccoud et Hallopeau, dans un article (1) sur l'encé-

---

(1) *Dict. de Méd. et Chir. prat.*, t. XIII, p. 147.

phalite, ont une tendance à croire qu'il apparaît quand la sclérose a son siège dans l'encéphale.

« La physiologie pathologique de ce symptôme, disent-ils, n'est pas encore faite : l'expérimentation montre bien que dans certains cas il est dû à une modification de l'innervation bulbaire. Vulpian a enlevé le cerveau, le cervelet et la protubérance à des animaux chez lesquels il avait provoqué du tremblement au moyen de la nicotine, et le tremblement persistait ; il n'a cessé qu'au moment où l'on a sectionné la bulbe. Cette expérience ne nous semble pas démonstrative en ce qui concerne le tremblement de la sclérose en foyers disséminés : Ce symptôme se présente dans cette affection sous une forme toute spéciale et rien ne prouve qu'il reconnaisse alors le même mécanisme physiologique que dans l'empoisonnement par la nicotine ; il est certain pourtant qu'il n'est pas dû à une lésion spinale, car il fait défaut dans les cas où les lésions sont limitées à la moëlle. »

Plus tard M. Hallopeau a admis une opinion différente. Dans un excellent article consacré aux maladies de la moëlle (1), il dit en parlant de la sclérose en plaques : « Nous prendrons pour type de notre description la forme spinale. Cette forme débute le plus souvent par de la parésie...... L'affaiblissement de la motilité s'accompagne presque toujours d'un tremblement tout spécial qui a pour caractère essentiel de ne se manifester qu'à l'occasion des mouvements intentionnels d'une certaine étendue.

» Cette forme, purement spinale, est très exceptionnelle ; dans la grande majorité des cas, les lésions se produisent simultanément dans l'encéphale et dans la moëlle. Les symptômes qui caractérisent la forme cérébrale....... peuvent ouvrir la scène ; ils consistent le plus souvent en une céphalalgie persistante, des vertiges, des troubles de la vue, de l'embarras de la parole et des désordres intellectuels...... »

---

(1) *Dict. de Méd. et Chir. prat.*, t. XXII, p. 663.

Le tremblement semble ainsi faire défaut dans la forme cérébrale.

M. Laveran (1) exprime la même opinion : « Dans la forme
cérébrale, dit-il, ce sont au contraire les symptômes céphaliques qui dominent; le tremblement des membres fait défaut...... ».

M. Charcot ne se prononce pas clairement sur le siège que
doivent occuper les lésions pour que le tremblement apparaisse.
Après avoir décrit ce signe, il ajoute : « C'est là un symptôme
à peu près constant dans la forme cérébro-spinale de la sclérose en plaques ». Et plus loin : « Nous allons découvrir tout
un groupe de symptômes que j'ai proposé d'appeler céphaliques, par opposition aux symptômes spinaux. Le groupe
comprend certains troubles de la vue (la diplopie, l'amblyopie
et surtout le nystagmus), de la parole et de l'intelligence ».

Il semblerait résulter de cette citation qu'il place dans la
moëlle le siège anatomique du tremblement Mais en réalité,
il n'accorde aucune importance au siège ; l'explication qu'il
préfère est toute autre, il attribue le tremblement à la nature
même de la lésion. Ainsi après avoir exposé le mécanisme de
quelques-uns des symptômes de la sclérose en plaques, il s'exprime ainsi au sujet du tremblement (2) :

« Un grand nombre d'autres symptômes sont d'une inter-
prétation beaucoup plus difficile : tel est entre autres le tremblement particulier qui se manifeste dans certaines attitudes
du corps et dans l'exercice des mouvements volontaires. J'ai
exprimé l'opinion que la longue persistance des cylindres
oxyles, dépouillés de leur enveloppe de myéline, au sein des
foyers sclérosés, joue peut-être un rôle important. La transmission des impulsions volontaires s'opérerait encore par la
voie de ces cylindres dénudés et ainsi se produiraient les
oscillations qui troublent l'exécution des mouvements intentionnels. »

____

(1) *Éléments de pathologie interne*, p. 429.
(2) Charcot. *Leçons sur les maladies du système nerveux*, t. I, p. 267.

Il est difficile de se prononcer sur la valeur de cette théorie. L'explication donnée par l'éminent professeur est ingénieuse et séduisante, mais il se peut que le tremblement dépende moins de la nature de la lésion que de son siège et notre observation paraît favorable à l'idée que le mesocephale, dont l'irritation détermine des mouvements convulsifs étendus, devient la source du tremblement quand il est atteint par la sclérose en plaques. C'est à de nouveaux faits qu'il faut demander la solution du problème. Si les observations nouvelles nous apprennent que le tremblement fait défaut dans les cas où le mesocéphale est intact et existe dans les cas contraires, il restera démontré que le siège de la lésion joue un rôle essentiel.

Nous regrettons de ne pouvoir étayer notre opinion sur les faits passés. Mais il nous a été impossible d'arriver à la connaissance de ceux qui ont été cités comme se rapportant à des cas de sclérose limités au cerveau ou à la moëlle ; nous sommes porté à croire qu'ils sont fort peu nombreux puisque M. Hallopeau, malgré ses savants articles sur les maladies des centres nerveux, interrogé sur ce point a eu l'extrême obligeance de nous répondre que les faits de cette nature étaient également inconnus de lui. C'est donc à l'avenir qu'il appartient de décider la question.

Le nystagmus est un symptôme des plus fréquents et un des meilleurs signes de la sclérose multiloculaire. Celui que nous avons signalé a présenté quelques particularités qu'il importe de faire remarquer.

Quand il existe, il est caractérisé par des oscillations dans le sens transversal. Telle est l'opinion de M. le professeur Charcot (1).

« Le nystagmus est un symptôme d'une assez grande importance diagnostique, puisqu'il s'observe environ dans la moitié des cas. On ne les rencontre, que je sache, que très excep-

---

(1) Charcot, *loc. cit.*, t. I, p. 284.

tionnellement dans l'ataxie. Vous pouvez reconnaître qu'il existe chez Mlle V...... accusé à un haut degré. Il s'agit là, vous le voyez, de petites secousses qui font osciller simultanément les deux globes oculaires de droite à gauche, puis de gauche à droite, ou inversement. Il est des cas où le nystagmus fait défaut tant que le regard reste vague, sans direction précise, mais se manifeste tout à coup d'une manière plus ou moins prononcée, aussitôt que les malades sont invités à fixer attentivement un objet ».

Chez notre malade, le nystagmus fait également défaut tant que le regard est vague. mais il ne se manifeste pas aussitôt que les yeux se fixent sur un objet ; il n'apparaît que si on ordonne à la patiente de regarder attentivement un objet placé très haut et les oscillations se font alors uniquement dans le sens vertical.

Cette espéce de nystagmus vertical, qui, tel qu'il s'est présenté à nous, peut très facilement passer inaperçu, est d'autant plus remarquable que le nystagmus vertical ne se montre guère que chez les mineurs, comme nous l'apprend la citation suivante de M. Warlomont (1) ; « les *mouvements oscillatoires verticaux* caractéristiques du nystagmus des mineurs sont extrêmement rares : on ne connaît guère que deux ou trois cas de nystagmus franc produit par les contractions alternatives des droits supérieur et inférieur ; l'un d'eux a été rapporté par Salberg Wel. un autre par Wecker. Ici le malade était en même temps atteint de strabisme convergent et les mouvements oscillatoires de haut en bas survécurent à la section du droit interne. L'œil gauche, emmetrope, montrait S = 20/20; le droit, atteint de cette singulière forme de nystagmus. présentait S = 2/7, et la réfraction fut notée, 0°—8—24. Ce cas était donc en même temps perpendiculaire et unilatéral, ce qui est doublement rare. Un autre cas cependant, signalé par Zeuker, présentait également cette particularité d'être à la fois uni

---

(1) Warlomont. *Dict. encycl.*, art. NYSTAGMUS, p. 827.

latéral et vertical. La malade était une petite fille de neuf ans, qui, pendant sa première enfance avait beaucoup souffert de contractures et de paralysie des membres inférieurs. L'œil gauche exécutait des mouvements oscillatoires perpendiculaires. Dans n'importe quelle direction du regard, ces mouvements étaient toujours les mêmes quant à leur durée et à leur nombre. Ils commençaient d'ordinaire quand on engageait la malade à regarder fixement un objet durant quelques secondes puis cessaient pour recommencer dès qu'on déplaçait l'objet de fixation. La vision de l'œil affecté était presque entièrement détruite, tandis que celle de son congénère était intacte. Il n'y avait d'altération ophthalmoscopique du fond de l'œil. Ces sortes de cas sont tout à fait exceptionnels. Boder range le nystagmus vertical au nombre des symptômes les plus précoces de la rétinite pigmentaire. »

Ainsi au petit nombre de faits connus de nystagmus vertical, en dehors du nystagmus propre aux mineurs, on doit ajouter l'observation que nous venons de rapporter.

IV.

Lésions disséminées des centres nerveux chez une femme syphilitique. —
Hémiparaplégie spinale avec anesthésie croisée. —
Thermo-anesthésie isolée.

A part la sclérose en plaques, il est rare d'observer en même
temps plusieurs lésions distinctes et disséminées dans le cerveau
et la moelle. Ce sont les symptômes d'une affection de cette
nature que va nous offrir l'observation suivante, où nous
trouverons en outre un nystagmus qui a pour caractères particuliers de n'exister qu'à l'état de repos et de cesser quand
le regard devient fixe, et, phénomène beaucoup plus exceptionnel, l'existence d'une thermo-anesthésie isolée, très nette,
très étendue et durable.

Observation. — Clara P......, âgée de 29 ans, journalière, se
présente à la clinique le 27 juillet 1882.

Son père est mort d'une attaque d'apoplexie en quelques heures,
après avoir présenté entr'autres symptômes une déviation de la bouche, et sa mère a succombé à une affection chronique de l'utérus.
Elle a eu plusieurs frères qui n'ont vécu que trois ou quatre ans. Il
ne lui reste plus qu'un frère et une sœur ; ils sont plus jeunes
qu'elle et jouissent d'une excellente santé. Rien de précis sur les
autres parents.

Sa santé a été excellente jusqu'à l'époque de son mariage, qui
date de dix ans. Elle contracta alors une affection syphilitique, carac-

térisée par des boutons à la vulve, un engorgement des ganglions inguinaux, une éruption cutanée, chute de cheveux, etc.

Devenue enceinte, il y a deux ans, elle fit une fausse couche de deux mois.

Elle eut, il y a trois ans, une attaque avec perte de connaissance pendant une heure ou deux ; elle rendit un peu de sang par la bouche, sans pour cela se mordre la langue. Cet accident n'eut pas de suites ; dès le lendemain elle était rétablie.

Depuis cette époque elle n'a plus eu d'attaques, mais simplement quelques vertiges et des étourdissements.

Un an plus tard de violents maux de tête se firent sentir du côté droit. Les douleurs étaient continues et exacerbantes, mais n'étaient pas plus intenses la nuit que le jour.

Une paralysie de l'oculo-moteur commun de l'œil gauche apparut à la même époque. Elle voyait double, et à cause du strabisme, pour que la vue des objets ne fut point troublée, elle était obligée de diriger ses yeux du côté gauche.

La vue avait en même temps perdu de son acuité.

Elle fut traitée par notre collègue M. Dujardin, qui obtint, sinon une guérison complète, au moins une notable amélioration, à l'aide d'un traitement anti syphilitique.

Elle prit du mercure, de l'iodure de potassium et des bains sulfureux. Des injections sous-cutanées de morphine furent aussi employées pour calmer les douleurs de tête.

État actuel. — La santé générale paraît bonne. La céphalalgie a disparu à peu près entièrement, si elle reparaît par moments elle est peu vive et peu durable.

La vue est affaiblie à gauche, on trouve :

à D. : S=1.   à G : S=2/3.

A l'ophthalmoscope on découvre une congestion des papilles. Il n'y a pas de diplopie.

La pupille de l'œil gauche est plus étroite que l'autre et la paupière supérieure de ce côté est abaissée et ne peut s'élever comme celle du côté droit. Il y a ainsi une légère paralysie du releveur qui date de quelques mois.

Les deux yeux sont le siège d'un nystagmus transversal, dont le début remonte à cinq ou six ans. Il a précédé les autres troubles nerveux et n'a jamais gêné la vision de la malade qui n'a eu connaissance de son existence qu'au moment où son attention fut appelée sur ce point par les personnes qui vivaient avec elle.

Il présente ce caractère spécial d'exister quand le regard ne se fixe sur rien et de disparaître quand la malade regarde un objet avec attention.

L'ouïe, l'odorat et le goût ne sont pas altérés ; il faut noter cependant l'existence de bourdonnements d'oreilles, assez fréquents et parfois intenses.

Ce qui préoccupe actuellement la malade et nous l'amène, c'est qu'elle marche difficilement. Depuis cinq semaines environ, elle s'aperçoit que sa jambe gauche s'affaiblit et d'autre part que la jambe droite devient de moins en moins sensible.

On constate effectivement les signes d'une hémiparaplégie spinale avec anesthésie croisée.

Quand elle marche, on voit qu'elle traîne la jambe gauche, qu'elle ne peut lever le pied de ce côté comme de l'autre. Aussi lui arrive-t-il souvent dans la rue de buter contre les obstacles, si elle ne se tient sur ses gardes. Quand elle est assise, nous trouvons, toujours du même côté, que le reflexe rotulien est exagérée et qu'on peut provoquer la trépidation épileptoïde avec la plus grande facilité. La sensibilité au contraire est intacte ; pas d'anesthésie, ni d'hyperesthésie, mais simplement quelques douleurs fulgurantes.

A droite, par contre, le membre a conservé sa force ; le reflexe rotulien est normal et il n'y a pas de trépidation épileptoïde , mais la sensibilité est troublée.

Le sens du toucher est conservé ; celui de la douleur a disparu. Si on pince, ou si on pique la peau, même profondément, la malade sent qu'elle est touchée, mais elle n'éprouve pas de souffrances. La sensibilité au froid et à la chaleur est nulle. Le châtouillement de la plante des pieds n'est plus perçu.

Ces troubles de la sensibilité du côté droit s'élèvent jusques au-dessus du mamelon, vers le troisième espace intercostal ; ils continuent à présenter les mêmes caractères qu'à la jambe.

A gauche du thorax, au niveau de la mamelle et au-dessous, dans l'étendue de trois ou quatre espaces intercostaux, la sensibilité est atteinte comme à droite. Au-dessous de cette zone d'anesthesie, des douleurs en ceinture vives, exacerbantes , se font fréquemment sentir.

Les jambes ne sont le siège d'aucun tremblement quand la malade est debout ou que, étant assise, elle les élève au-dessus du sol. Les mouvements et la marche sont les mêmes que les yeux soient ouverts ou fermés.

Les membres supérieurs ont conservé leur sensibilité intacte, mais celui de gauche a subi un certain degré d'affaiblissement. Au dynamomètre on trouve :

$$M. G. = 30 \text{ k.} \qquad M. Dr. = 35 \text{ k.}$$

Quand les bras sont dans l'extension on remarque aux mains et aux doigts un léger tremblement, de petites oscillations régulières, qui cessent au repos et n'augmentent pas quand la malade fait de grands mouvements. Elle peut facilement porter la main à la bouche sans la moindre incoordination.

Point de troubles de la miction, ni de la défécation.

Les facultés intellectuelles paraissent assez bien conservées. Cependant le caractère a changé, paraît-il ; la malade affirme qu'elle pleure aisément et quelquefois sans motifs. Elle a effectivement un air de tristesse.

Elle est souvent tourmentée par des hallucinations de la vue qui se montrent surtout le soir quand elle est au lit et commence à dormir. Elle voit tantôt des chevaux qui se précipitent sur elle, tantôt un soldat qui va la frapper avec une bayonnette et le jour des éclairs lui passent souvent devant les yeux.

Traitement — Iodure de potassium, 1 gr. par jour, et électrisation avec les courants continus.

1er août. — Douleurs fulgurantes dans le membre inférieur gauche. Insomnie très pénible. Embarras gastrique.

Traitement. — Outre l'iodure de potassium, chloral et sirop de morphine. Eau de Sedlitz.

8 août. — Douleurs moins vives. Les hallucinations ont cessé ; l'appétit est meilleur.

9 février 1883. — La malade nous revient après une longue absence. Son état ne s'est point amélioré. La jambe gauche est toujours faible et la jambe droite dont la sensibilité au contact est conservée, est insensible à la douleur et ne perçoit ni le froid, ni le chaud. Les troubles de la sensibilité s'élèvent jusqu'au niveau du mamelon. La zone d'analgésie thoracique gauche persiste.

Douleurs en ceinture, surtout à gauche de la poitrine et de la partie supérieure du ventre. Ces douleurs se propagent parfois dans le membre inférieur gauche.

Léger tremblement des mains, non au repos, mais quand les bras sont maintenus dans l'extension ; il n'augmente pas avec l'étendue des mouvements volontaires. La main gauche est plus faible que la droite ; le dynamomètre nous donne :

$$M. \ Dr. = 27 \ k.; \ M. \ G = 16 \ k.$$

A gauche pupille étroite, amblyopie et chute légère de la paupière supérieure. Persistance du nystagmus transversal. Leucorrhée. Utérus en retroflexion, douloureux et adhérent en arrière aux parties adjacentes.

Traitement. — Friction sur le ventre avec de l'onguent napolitain belladoné et 3 grammes par jour d'iodure de potassium.

23 février. — Amélioration notable.

Les douleurs sont moins vives au niveau de la ceinture et ont disparu du membre inférieur gauche. La jambe gauche est un peu moins faible ; celle du côté droit est devenue aussi sensible que l'autre à la douleur. Une piqure d'épingle est immédiatement sentie, pas le moindre retard. Le chatouillement de la plante du pied est également perçu.

Seule la sensation de la température fait défaut. La malade est incapable de distinguer si un corps est froid ou chaud, elle accuse simplement le contact du corps, et quand ce corps est à une température très élevée, si on approche par exemple un vase rempli d'eau très-chaude, dont il nous serait impossible de supporter un long contact, elle éprouve une douleur cuisante, une sorte d'élancements, de piccotements insupportables et elle retire vivement son membre. Mêmes résultats si on applique le vase sur la plante du pied. Au niveau du thorax la sensation de chaleur reparaît. Elle semble exister également à gauche dans la zone d'anesthesie que nous avons mentionnée.

Le reflexe tendineux rotulien est manifeste des deux côtés, mais il est plus prononcé à gauche.

On provoque la trépidation épileptoïde du pied à gauche et non à droite.

Quelques secousses spontanées se font sentir, la nuit surtout, aux deux membres, à gauche plus particulièrement.

Atrophie du membre inférieur gauche ; la mensuration au niveau des mollets donne.........à G.   33 c. 7 ;
à D.   36 c. 5.

Les tissus y sont plus mous et plus flasques, et les muscles se contractent moins énergiquement quand on applique les courants électriques.

Le membre supérieur gauche est toujours plus faible que l'autre ; l'éminence hypothénar est atrophiée et la contractilité électrique y est très affaiblie.

Par moment, la nuit surtout, sensation de dyspnée.

Même traitement : frictions mercurielles et 3 à 4 gr. d'iodure de potassium. Addition de chlorate de potasse, les gencives étant légèrement enflammées.

Application des courants induits sur les parties atrophiées.

2 mars. — Mêmes troubles de la motilité. A droite, la perte de la sensibilité à la température persiste dans toute l'étendue du membre inférieur et au côté droit du ventre. Un flacon d'eau très chaude détermine de la douleur, mais aucune impression de chaleur. Il en est de même si on applique un fragment de glace. Par moment sensations de chaleur au mollet droit ; la différence de température entre les deux membres est cependant peu notable. En plaçant un thermomètre dans le creux poplité, nous obtenons :
T. à droite...... 35° 4. — T. à gauche...... 35° 2.

Douleurs thoraciques en ceinture, surtout à gauche avec sensation de constriction, de dyspnée.

10 avril. — La malade a continué à prendre 5 gr. par jour d'iodure de potassium et à faire des frictions mercurielles, sauf pendant une dizaine de jours vers la fin du mois dernier.

Elle se sent un peu faible de la jambe droite et elle éprouve quelques douleurs dans le genou du même côté.

L'état de la sensibilité ne s'est point modifié ; si on applique un corps froid ou chaud sur le membre, la notion de température n'est perçue qu'au niveau du pli de l'aine.

Quand on frotte la jambe gauche et quand on l'électrise on fait naître des douleurs au côté gauche de la poitrine.

1er mai. — Après avoir élevé la dose de l'iodure de potassium, jusqu'à en prendre 30 grammes en cinq jours, la malade se sentant affaiblie a suspendu son traitement ; depuis quinze jours elle n'a rien pris. Elle continue cependant à éprouver une lassitude générale.

Elle se plaint de douleurs en ceinture, siégeant à la base du thorax et à la partie supérieure de l'abdomen, et d'une gêne de la respiration qui présente des exacerbations, la nuit surtout. Des ventouses scarifiées appliquées le long de la colonne vertébrale n'ont produit qu'un soulagement momentané. Il en est de même des potions antipasmodiques, l'effet calmant a été médiocre.

Des douleurs se font encore sentir par instants au genou droit et dans le membre inférieur gauche.

La jambe droite est toujours insensible au froid et à la chaleur. Malgré la thermoanesthesie, qui s'élève en avant jusqu'au pli de l'aine et en arrière jusqu'au milieu de la fesse, le membre est le siège d'une sensation de chaleur pénible. Si on touche la peau on trouve effectivement que la température y est un peu plus élevée que du côté opposé. Un thermomètre placé dans le creux poplité, la jambe étant fléchie, donne :

T. à droite......36⁰,2. T. à gauche......35⁰7.

Le réflexe rotulien considérablement exagéré à gauche est à peu près normal à droite. Si on relève la pointe du pied avec la main, on provoque à droite quelques secousses seulement, et à gauche une série de secousses qui durent aussi longtemps que l'on continue à presser.

La jambe droite semble s'affaiblir. Elle est parfois, la nuit surtout, le siège de mouvements spontanés qui existent également du côté opposé.

A gauche, la pupille est toujours étroite et l'œil amblyope, mais la chute de la paupière supérieur est moindre ; pas de céphalalgie, ni d'hallucinations. L'atrophie des muscles du membre inférieur gauche et de l'éminence thénar persiste.

Traitement : Douches et électricité.

15 mai. — La malade ne prend plus de médicaments, elle se sent faible, lasse et cependant la force musculaire semble revenue, en partie au moins, dans les membres supérieurs.

Les mains, qui sont toujours le siège d'un léger tremblement, nous donnent au dynamomètre :

M. Dr. : 35 k. M. G. : 22 k.

L'état général est aussi très satisfaisant, le facies est on ne peut meilleur, et la mensuration nous fournit pour les deux jambes, au niveau du mollet :

à dr. : 37 cent.   à g. 35 cent.

Les douleurs ont diminué ; les accès d'oppression également.

Sensation de brûlure dans toute l'étendue de la jambe droite et cependant à la main on ne trouve pas de différence entre ce membre et son congénère. La thermo-anesthésie est toujours absolue dans toute l'étendue du membre.

Au côté gauche du thorax, immédiatement au-dessous du sein, nous trouvons une zone étroite où la malade ne sent ni le contact, ni la douleur, ni la chaleur. Plus bas est une zone plus large, de 10 à 15 centimètres, s'étendant jusques vers le milieu de l'abdomen, dans cette zone la sensibilité à la douleur est seule anéantie.

L'anesthésie se propage jusques sous le sein gauche, en forme d'angle saillant ; elle diminue graduellement. Par contre la sensibilité persiste en arrière, à gauche de la ligne médiane, vers l'angle inférieur du scapulum.

Les symptômes que nous venons de décrire indiquent que notre malade est atteinte d'une affection cérébro-spinale à lésions multiples. Ces lésions sont distinctes, c'est ce qu'il importe d'établir avant de rechercher qu'elle en est la nature.

Le mal ayant débuté par des troubles encéphaliques, environ deux ans avant de se révéler par des troubles médullaires, et la lésion de la moëlle occupant la moitié gauche de l'organe, comme l'indique l'hémi paraplégie spinale, avec hémi anesthésie croisée et zone d'anesthésie du côté paralysé, il est évident que les lésions de la moëlle et du cerveau sont indépendantes. Si la lésion de la moëlle était la conséquence de celle de l'encéphale, elle se présenterait sous un aspect tout différent ; la paralysie occuperait le côté opposé et s'accompagnerait de contracture ; l'hémi anesthésie ne serait pas limitée à la partie inférieure seulement, elle serait étendue à tout le côté.

Les lésions encéphaliques et médullaires étant ainsi indépendantes, pour savoir à quelle cause il faut les attribuer, il est nécessaire de passer en revue les diverses affections, caractérisées par des lésions circonscrites, qui peuvent en même temps frapper le cerveau et la moëlle. Ces affections sont peu nombreuses, nous ne trouvons à citer que la sclerose en plaques, la syphilis et quelques tumeurs, en particulier, les tubercules et le cancer.

A première vue, on pourrait croire à une sclérose en plaques, mais un examen attentif permet d'écarter ce premier diagnostic.

Parmi les symptômes que nous avons énumérés, ceux qui paraissent militer en faveur d'une sclerose multiloculaire, ce sont, outre ceux qui indiquent que la moëlle et l'encéphale sont atteints isolément de lésions disséminées, les phénomènes suivants : l'attaque épileptiforme, les troubles oculo-moteurs, l'inégalité des pupilles, l'amblyopie, le nystagmus, les hallucinations, etc.

Tous ces signes se retrouvent avec des caractères plus ou moins identiques dans la sclérose ; mais malgré les apparences, l'appareil symptomatique offre de notables différences.

Ainsi, le nystagmus qui est très fréquent dans le sclérose, présente des caractères opposés à ceux que nous avons constatés. Il ne se révèle que si le regard se fixe sur un objet, chez notre malade, c'est précisément à ce moment que le nystagmus cesse de se montrer pour reparaître quand le regard devient indifférent.

Les troubles de la sensibilité sont très rares dans la selerose et jamais on n'a observé cette hémi anesthésie de la moitié inférieure du corps que nous avons décrite et qui se présente avec des caractères si remarquables. Il en est de même de la céphalalgie, qui a été pendant un certain temps très vive et qui est restée limitée au côté droit de la tête.

Quant à la marche de l'affection chez notre malade, elle diffère aussi notablement de celle qu'on observe d'ordinaire dans la sclérose. Dans ce dernier cas, la maladie débute en général par une parésie simple des membres inférieurs, et non par des troubles céphaliques.

Enfin, quelques-uns des signes les plus importants et les plus caractéristiques de la sclérose ont fait défaut, tels sont l'embarras de la parole et le tremblement spécial qui accompagne les mouvements volontaires. Le tremblement que nous avons signalé se compose d'oscillations légères et égales, il n'offre pas cette agitation désordonnée qui augmente avec l'étendue des mouvements volontaires quand le sujet est atteint de sclérose.

On pourrait, il est vrai, supposer une sclérose multiloculaire fruste. Nous croyons cependant interpréter les symptômes d'une manière plus satisfaisante en les rapportant à une affection d'une autre nature.

Les maladies autres que la sclérose, susceptibles d'affecter simultanément le cerveau et la moëlle et de se traduire par des lésions disséminées sont, avons nous dit, fort rares.

Les tumeurs des centres nerveux sont en effet exceptionnelles. Elles se révèlent d'ailleurs par des signes un peu différents de ceux que nous avons constatés ; leur existence est donc peu probable. Celles de ces tumeurs qui sont de nature maligne ont une marche rapide et surtout progressive ; c'est dire qu'on observe quelques rémissions seulement, mais point d'amélioration notable et persistante comme celles qui ont été notées dans notre observation. Les autres tumeurs, celles qui sont naturellement bénignes, ont une évolution lente qui contraste avec le début rapide des symptômes, soit encéphaliques, soit médullaires, constatés chez notre malade. D'ailleurs, les tumeurs de la moëlle agissent spécialement sur la mobilité et n'affectent que très légèrement la sensibilité.

Ce que nous disons des tumeurs, en général, s'applique aux gros tubercules que l'on trouve assez fréquemment dans le cerveau, mais très rarement dans la moëlle. Au reste, l'état général de la malade et l'absence de prédisposition héréditaire ne permettent pas de songer à cette sorte de lésions.

Il en est autrement de la syphilis. Cette affection dont l'existence n'est point douteuse chez notre malade, d'après les renseignements qu'elle nous a fournis, frappe assez fréquemment les centres nerveux, le cerveau particulièrement, et elle se traduit souvent par des lésions nombreuses, plus ou moins circonscrites. Elle peut se développer dans toutes les régions de la moëlle et du cerveau et conséquemment se révéler par les symptômes les plus divers.

Il est donc pas impossible, on peut le supposer à priori, qu'elle soit la cause des phénomènes un peu anormaux que nous avons observés.

Il y a plus, quelques-uns des symptômes que nous avons notés s'observent très fréquemment dans la syphilis des centres nerveux. Ainsi, la céphalalgie est très commune quand le cerveau est atteint. Celle qui pendant longtemps a tourmenté notre malade est donc un signe favorable à l'existence de cette affection. La valeur en serait plus grande, il est vrai, si elle avait présenté des exacerbations nocturnes ; mais d'après notre malade, ce caractère aurait fait défaut.

Le nystagmus n'a pas été signalé que nous sachions dans la syphilis cérébrale, mais les autres troubles oculaires, que l'on considère comme très fréquents et comme ayant une grande valeur au point de vue du diagnostic, quand il s'agit de syphilis, la paralysie des muscles oculaires et l'amblyopie, ces troubles ont été notés chez notre malade. Nous avons vu que le côté gauche a présenté et présente encore une diminution de la motilité et un affaiblissement de la vue.

Pour ceux qui trouveraient que ces signes ne suffisent pas à prouver l'existence de lésions syphilitiques, nous rappellerons les heureux résultats obtenus à la suite d'un traitement spécifique.

M. le docteur Dujardin a réussi une première fois a améliorer notablement les troubles cérébraux, Plus tard, nous aussi , avec des frictions mercurielles et de l'iodure de potassium à la dose de 3, 5, 6 grammes, nous avons vu les

douleurs s'affaiblir et l'analgésie disparaître du membre inférieur droit. La paralysie elle-même a été favorablement modifiée puisque la force du membre supérieur gauche qui était de
16 k. le 9 février, s'élevait à 23 k. le 15 mai ; si elle n'a pas
entièrement disparu c'est que l'atrophie qui l'accompagne indique une altération profonde des cellules des cornes antérieures et que en pareil cas on ne peut espérer en général qu'un
arrêt de l'évolution morbide. Nous avons obtenu non-seule-
ment un arrêt dans la marche de la maladie, mais encore un
amendement considérable dans la plupart des symptômes et
nous avons l'espoir, en prolongeant la durée du traitement,
d'arriver à des résultats encore plus satisfaisants. Le traitement
spécifique a donc été efficace.

Enfin ce qui achève de nous confirmer dans notre manière
de voir, c'est que nous pouvons invoquer en sa faveur plusieurs
faits qui prouvent que la syphilis peut frapper en même temps
le cerveau et la moëlle, et donner lieu à des symptômes analogues à ceux que nous avons observés.

La syphilis cérébrale n'est point rare et les lésions qu'elle
détermine, pour être variables et le plus souvent diffuses, n'en
sont pas moins parfois nettement limitées. Plus rarement elle
se manifeste dans la moëlle et, quoique les altérations qu'elle
y détermine soient moins connues, il résulte cependant d'un
certain nombre d'observations, réunies par M. Caizergues (1),
qu'on peut rencontrer la myelite sous toutes ses formes :
myelites aiguës et myélites chroniques, myélites diffuses et
myelites systématiques.

Le plus souvent, le cerveau et la moëlle sont ainsi atteints
isolément, mais d'après un petit nombre de faits contenus dans
le travail de M. Caizergues, ils peuvent l'être aussi en même
temps, sans parler des cas où il s'agit de paralysie générale ou
d'ataxie, avec propagation des lésions de la moëlle au cerveau,
il existe des observations où les lésions étaient circonscrites
et disséminées comme dans le fait qui nous occupe.

______

(1) Thèse de Montpellier, 1878.

Dans les cas de cette espèce, le diagnostic n'a souvent été établi, il est vrai, que sur des succès obtenus en usant d'un traitement antisyphilitique, mais parfois, ce qui est beaucoup plus probant, il a été possible de vérifier à l'autopsie la nature des lésions. On a trouvé alors que les altérations, nombreuses et profondes, offraient les caractères propres à la syphilis. Tels sont les faits de Meyer (1), de Westphall (2), et de Charcot et Gombault (3).

Plus que les autres, le dernier présente les plus grandes analogies avec celui que nous publions, aussi est-il pour nous tout particulièrement intéressant et nous ne saurions nous empêcher de le reproduire dans ce qu'il a d'essentiel.

Voici le résumé de cette observation :

Une femme, âgée de quarante ans, après avoir contracté la syphilis à l'âge de vingt ans, et avoir eu des ulcérations dans la gorge et à l'anus, et de nombreuses éruptions cutanées malgré un traitement spécifique de longue durée, fut admise à la Salpétrière en 1871, dans les conditions suivantes :

Paralysie du membre inférieur gauche, avec élancements douloureux et hyperesthésie cutanée.

Anesthésie du membre opposé.

Céphalalgie intense revenant par accès.

Pupille gauche dilatée.

Au niveau de la deuxième et de la troisième vertèbres dorsales douleurs en ceinture avec anesthésie presque complète.

Au-dessous de cette ceinture, anasthésie à droite et hyperesthésie à gauche.

Le membre inférieur gauche est très notablement paralysé et s'accompagne d'un certain degré d'atrophie. Il est le siège de fourmillements, de sensations très douloureuses et de contractions involontaires partielles ou générales. La notion de position y est modifiée dans une certaine limite.

____

(1) Caizergues, *loco citoto.*
(2) Charit. *Annales*, 1877, p. 420.
(3) *Arch. de Physiol.*, 1873, et *R. des Sc. méd.*, t. II, p. 260.

Vessie et rectum non paralysés.

Bientôt surviennent des attaques épileptiformes.

Le muscle droit externe de l'œil gauche se paralyse ainsi que le nerf facial du côté droit.

Une névrite optique se développe.

Enfin la troisième paire à droite se paralyse à son tour.

Diarrhée, escarre au sacrum......, mort.

A l'autopsie on trouva des lésions multiples et distinctes. La moitié gauche de la moëlle, au niveau de la troisième paire dorsale, était comme envahie par une tumeur, le mésocéphale était le siége d'un grand nombre de plaques grises, caséeuses, et la plupart des nerfs qui en émanent, étaient atrophiés et dégénérés.

Ces lésions furent considérées comme étant de nature syphilitique.

Si nous comparons cette observation à celle que nous avons recueillie, nous voyons que les symptômes sont à très peu près les mêmes.

Nous sommes donc autorisés, d'après cette ressemblance et d'après les considérations que nous avons exposées plus haut, à admettre que l'affection qui nous occupe et qui est caractérisée par des lésions disséminées dans le cerveau et la moëlle est de nature syphilitique.

Il nous reste à appeler l'attention sur un phénomène extrêmement rare que nous avons mentionné. Il s'agit de la perte de la sensibilité à la chaleur qui s'est présentée à nous avec des caractères parfaitement nets.

La sensibilité générale se compose comme on sait de plusieurs sortes de sensibilités.

Celles qui sont généralement admises ce sont les sensibilités au contact, à la douleur, au chatouillement, à la température et le sens musculaire. Chacune d'elles peut être abolie plus ou moins complètement, et cela séparément ou en même temps que plusieurs autres. L'anesthésie et l'analgésie se montrent assez fréquemment à l'état d'isolement. Il n'en est pas ainsi de la thermo-anesthésie. La sensibilité à la chaleur est en général la dernière à disparaître et il est exceptionnel de constater son abolition alors que les autres persistent.

On peut se faire une idée de cette rareté par la citation suivante, empruntée à la thèse d'agrégation de M. Rendu (1) : « Il est bien incontestable que nous trouvons rarement la thermo-anesthesie à l'état de phénomène isolé. Pourtant le fait a été vu. J'aurai soin de montrer dans le cours de ce travail, que la notion de la température est perdue chez un grand nombre de sujets atteints d'affections cutanées ; et même dans des cas d'anesthésie de cause cérébrale, on a pu citer des faits de ce genre. Ainsi dans le mémoire déjà ancien et d'ailleurs pauvre en documents de Puchelt (2) il est signalé que chez un homme frappé d'une attaque d'apoplexie, la sensibilité à la température était abolie presque exclusivement. Depuis on a signalé quelques observations de ce genre dans le cours des névroses. »

Nous ne croyons pas que depuis l'époque où ces lésions ont été écrites aucun fait de thermo-anesthésie, isolée et consécutive à une maladie de la moëlle ou de l'encéphale, ait été signalé.

Celui que nous publions est donc absolument exceptionnel, et il ne s'agit point d'un phénomène passager. Dès le début, le membre inférieur gauche était insensible à la chaleur en même temps qu'il l'était à la douleur et au châtouillement. Ces deux dernières variétés de sensibilité ont reparu, celle de la chaleur est restée anéantie dans toute l'étendue du membre, ainsi que nous avons pu le vérifier maintes fois en appliquant des corps très chauds ou très froids.

Il nous a été permis en outre de constater qu'une température très élevée, ainsi qu'un froid intense, détermine non une sensation de chaleur, mais une douleur très vive. Cette sensa-

---

(1) Rendu. Thèse d'agrégation, 1875, p. 15.

(2) Puchelt. *Uber partielle empfindungs lamung* (Heidelberg, *Méd. Annales*, 1845, B. d. X.)

tion douloureuse, bien que nous ne l'ayons pas constatée, devait assurément faire défaut au début de la maladie, alors que les parties étaient atteintes de thermo-anesthésie et d'analgésie. Si elle existe actuellement, bien que la sensation de chaleur soit abolie, si elle a été recouvrée en même temps que les autres sensations douloureuses, n'est-ce pas une preuve favorable à l'idée que chaque espèce de sensations a ses fibres propres de transmission ? Les fibres qui transmettent les impressions déterminées par la chaleur seraient ainsi paralysées, et celles qui transmettent les impressions douloureuses seraient intactes.

Ajoutons que la malade éprouvant par moments une sensation de chaleur au mollet droit, qui est insensible à la température et qui n'a réellement que quelques dixièmes de degré de plus que le mollet du côté opposé, il y a là une sensation anormale analogue à l'anesthésie douloureuse. Il y aurait ainsi irritation des fibres thermo-esthésiques au-dessus de la lésion qui a anéanti la sensibilité à la chaleur.

www.ingramcontent.com/pod-product-compliance
Lightning Source LLC
Chambersburg PA
CBHW071248130726
47998CB00003B/1094